MIX
Papier aus verantwortungsvollen Quellen
Paper from responsible sources
FSC® C105338

Hubertus R. Hommel

Risikoprofile der Kopfherddiagnostik

Systemische Regulationsmedizin –
Elektroakupunktur nach Voll

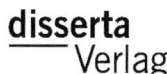

Hommel, Hubertus R.: Risikoprofile der Kopfherddiagnostik: Systemische Regulationsmedizin – Elektroakupunktur nach Voll, Hamburg, disserta Verlag, 2015

Buch-ISBN: 978-3-95425-888-8
PDF-eBook-ISBN: 978-3-95425-889-5
Druck/Herstellung: disserta Verlag, Hamburg, 2015
Covermotiv: © carlosgardel – Fotolia.com

Bibliografische Information der Deutschen Nationalbibliothek:
Die Deutsche Nationalbibliothek verzeichnet diese Publikation in der Deutschen Nationalbibliografie; detaillierte bibliografische Daten sind im Internet über http://dnb.d-nb.de abrufbar.

Das Werk einschließlich aller seiner Teile ist urheberrechtlich geschützt. Jede Verwertung außerhalb der Grenzen des Urheberrechtsgesetzes ist ohne Zustimmung des Verlages unzulässig und strafbar. Dies gilt insbesondere für Vervielfältigungen, Übersetzungen, Mikroverfilmungen und die Einspeicherung und Bearbeitung in elektronischen Systemen.

Die Wiedergabe von Gebrauchsnamen, Handelsnamen, Warenbezeichnungen usw. in diesem Werk berechtigt auch ohne besondere Kennzeichnung nicht zu der Annahme, dass solche Namen im Sinne der Warenzeichen- und Markenschutz-Gesetzgebung als frei zu betrachten wären und daher von jedermann benutzt werden dürften.

Die Informationen in diesem Werk wurden mit Sorgfalt erarbeitet. Dennoch können Fehler nicht vollständig ausgeschlossen werden und die Diplomica Verlag GmbH, die Autoren oder Übersetzer übernehmen keine juristische Verantwortung oder irgendeine Haftung für evtl. verbliebene fehlerhafte Angaben und deren Folgen.

Alle Rechte vorbehalten

© disserta Verlag, Imprint der Diplomica Verlag GmbH
Hermannstal 119k, 22119 Hamburg
http://www.disserta-verlag.de, Hamburg 2015

Inhaltsverzeichnis

1. Abstract 7
2. Einleitung 9
3. Theorie 12
   3.1 Herde, Störfeld, Störfaktoren... 12
   3.2 Herdbegriff 13
   3.3 Störfaktoren 16
   3.4 Herde mit gezielter Fernwirkung.. 18
   3.5 Narben 20
   3.6 Implantate 21
   3.7 Virale Infekte 22
4. Praxis 24
   4.1 Anamnese und klinische Befunderhebungen 24
   4.2 Dentale Störfaktoren... 27
      4.2.1. Mundströme 28
      4.2.2 Material-Belastungen 30
      4.2.3 Amalgam 30
      4.2.4 Dentallegierungen 36
      4.2.5 Prothesenkunststoffe 40
      4.2.6 Nichtmetallische Füllungsmaterialien/Befestigungszemente 42
      4.2.8 Wurzelfüllmaterialien/toxische Eiweißstoffe............................... 43
      4.2.9 Allopathische Medikamente 45
   4.3 Odontogene Herde 45
      4.3.1 Abblockung 48
      4.3.2 Herdtestung 51
         4.3.2.1 Stromreiz 51
         4.3.2.2 Ätiologie 54
         4.3.2.3 Therapie 56
         4.3.2.4 Narben 57
         4.3.2.5 Implantate 59
         4.3.2.6 Virale Infekte 60
   4.4 Kiefergelenke.. 61
5. Fazit 64
6. Literatur 65

Tabellenverzeichnis

Tab. 1 11
Tab. 2 15
Tab. 3 15
Tab. 4 17
Tab. 5 18
Tab. 6 20
Tab. 7 21
Tab. 8 22
Tab. 9 26
Tab. 10 27
Tab. 11 35
Tab. 12 36
Tab. 13 38
Tab. 14 40
Tab. 15 41
Tab. 16 41
Tab. 17 43
Tab. 18 43
Tab. 19 44
Tab. 20 45
Tab. 21 47
Tab. 22 50
Tab. 23 55
Tab. 24 56
Tab. 25 58
Tab. 26 58
Tab. 27 59
Tab. 28 62
Tab. 29 63

Abbildungsverzeichnis

Abbildung 1 31
Abbildung 2 34
Abbildung 3 48
Abbildung 4 50
Abbildung 5 52
Abbildung 6 53

1. Abstract

Herde bezeichnen chronisch veränderte Gewebebezirke, die Entzündungsmerkmale aufweisen und deren pathologische Materialien sich nicht mehr autoregulativ herkömmlich physiologisch abbauen. Im Kopfbereich beziehen sie sich auf die anatomisch hierfür prädestinierten Gebiete, sodass sie sich je nach ihrer Lokalisation in sinusidale, otogene, tonsillogene, und odontogene Kopfherde unterscheiden. Dabei sind ihre Ätiologie, Ausprägung und Wertigkeit für jeden Patienten unterschiedlich, entsprechend seiner jeweiligen Immunkompetenz. Ebenso individuell müssen daher ihre Diagnostik und Therapie sein.

Grundsätzlich betreffen Herdgeschehen immer komplexe Abfolgen, deren mögliche körperliche Auswirkungen sich nicht für Interpretationen nach herkömmlich medizinischen Sichtweisen eignen. Komplexität ist eine wesentliche Eigenschaft von Systemen, wobei deren Kompliziertheit mit ihrer jeweiligen Inhomogenität, der Anzahl ihrer Verknüpfungen und Wechselwirkungsbeziehungen untereinander wie auch nach außen wächst. Inhomogenität betrifft das Vorhandensein unterschiedlicher Eigenschaften sowie deren Wertigkeit von einem Ganzen zugeordneten Teilen. Somit ist die Inhomogenität ein wesentliches Kennzeichen von System und Subsystemen.

Entsprechend muss für nach diesen Mustern ablaufende Krankheitsgeschehen der Betrachtungswinkel vom systematischen zum systemischen erweitert werden; nur so können alle möglichen Aspekte einer Herderkrankung berücksichtigt werden, die zu einer vorliegenden Symptomatik führten. Demnach ist jede Herderkrankung Bestandteil einer höchst individuellen gesundheitlichen Entwicklung. Somit rückt die Persönlichkeit des Patienten in den Mittelpunkt und nicht nur die Pathologie.

Zur Entschlüsselung komplexer Krankheitsbilder unklarer Genese eignet sich aus komplementärmedizinischer Sicht ganz besonders die EAV (Elektroakupunktur nach Voll). Hierbei handelt es sich um ein apparategestütztes Verfahren, das ermöglicht, elektrophysikalische Messungen am Patienten vorzunehmen und hierüber Aufschluss über dessen Regulationsverhalten zu bekommen. Dies geschieht an anatomisch definierten Hautarealen, die zu einem großen Teil den chinesischen sogenannten klassischen Akupunkturpunkten entsprechen; hinzukommen von *R. Voll* entdeckte *Gefäße*. Durch weiterführende Messungen lassen sich die Ursachen möglicher vorliegender Störungen und Blockaden der autonomen Regelmechanismen des jeweiligen Patienten auffinden und therapeutisch beeinflussen, mit dem Ziel der Wiederherstellung seiner Autoregulation.

Die *EAV* ordnet Kopfherden eine zentrale Stellung zu - aus bioenergetischer Sichtweise befinden sich sämtliche Akupunkturmeridiane in Wechselwirkungsbeziehungen zum Kopf generell und zum stomatognathen System im Besonderen. Nach Angaben *der Österreichischen Gesellschaft für EAV* (*Salzburg*, 2005) sind für chronische und chronifizierende Erkrankungen zu 80% Kopfherde mitverantwortlich, hierunter wiederum zu 90% odontogene. Nach *H. Huf* (1999) weist eine 5-jährige klinische Studie über 736 chronisch Kranke 72% Herdbeteiligungen nach; von denen 94% im Kopfbereich liegen, 37% davon finden sich im Zahn-Mund-Kiefer-Gebiet; dies in einer Altersgruppe von hauptsächlich 20 – 40 Jahren.

Demnach könnte eine grundsätzliche Beteiligung von Kopfherden am Synergismus des Plurikausalitätsverhaltens chronifizierender Krankheiten bestehen. Somit haben Diagnose und nachhaltige Therapie von Kopfherden und Störfaktoren in der Mundhöhle für die gesamte Gesundheit eine besondere Bedeutung.

Ziel dieses Buches sind Identifikationen odontogener Herde und Störfaktoren und deren diagnostische Abklärung sowie therapeutische Konzeptionen durch die *EAV*.

Hierzu wird nach universell verbindlichen Definitionen von Herden und Störfaktoren übersichtsweise auf Kopfherde generell und sodann auf die Differenzierung und Hierarchie im Zahn-Mund-Kiefer-Gebiet explizit Bezug genommen.

Einheitliche strategische Empfehlungen zum Behandlungsprocedere sollen Misserfolgen bei odontogenen Herdsanierungen vorbeugen.

2. Einleitung

Unter regulationsmedizinischen Gesichtspunkten definiert sich Gesundheit auf der Grundlage biokybernetischer und systemtheoretischer Sichtweisen in der Integrität der autonomen Selbststeuerung eines Organismus. Voraussetzung für selbstständige biologische Steuerungssysteme sind deshalb Erkennungs- und Korrektursysteme von möglichen Störungen systemimmanenter physiologischer Ressourcen durch äußere, umweltbedingte Einflüsse. Dieses Modell orientiert sich am Prinzip der Regelkreisfunktion, ist also informationsgesteuert. Allerdings gibt es in der Form der Kommunikation Unterschiede zwischen *technischen* und *biologischen* Regelungen. Die *technische* ist im allgemeinen halbsynchron-*empfänger*gesteuert, indem die Sensordaten periodisch abgefragt werden, die *biologische* dagegen halbsynchron-*sender*gesteuert. Diese ließe sich auf technischem Gebiet mit Alarmsystemen vergleichen, in denen Sensoren ihre Daten in eigener Initiative an die zentrale Verarbeitungseinheit schicken, was eine Eigenintelligenz der Teilsysteme und Übertragungs- und Verarbeitungskapazitäten erfordert. Generell ist die Qualität eines Regelkreises von 2 Parametern abhängig, der *Sensibilität* zum Erkennen von Abweichungen und der *Zeitdauer* für die Reaktion der Stellglieder bis zur Wirkung der Regelgröße. Bei synchrongesteuerten Kommunikationssystemen erfolgen die Abfolgen der Datenübertragung takt- oder uhrgesteuert.

Wesentlich unter diesen Aspekten sind für die medizinische Praxis daher das Erkennen möglicher Beeinflussungen und Beeinträchtigungen der Kommunikation innerhalb eines oder mehrerer Regelkreise sowie unter mehreren kommunizierenden Prozessen und das Erstellen eines entsprechenden therapeutischen Konzeptes.

Hierzu eignet sich vor allem als regulationsdiagnostisches Verfahren die medizinische Systemdiagnostik *EAV*. Durch ihre Kombination aus elektrophysikalischen Messungen und dem auf Resonanzkoppelung zwischen den Oszillationsmustern von Medikamenten und biologischen Systemen des Organismus resultierenden Resonanztest kann sie Aussagen über die möglichen Ursachen eines gestörten Informationstransfers treffen.

Da *Kopfherde* maßgeblich für Störungen der Steuerungs- und Regelungsmechanismen biologischer Systeme verantwortlich sind, verdienen sie nicht nur besondere Beachtung innerhalb der Teststrategie, sondern müssen zudem sorgfältig auf ihre Genese, Modalitäten und mögliche Einflussnahme auf innere Organe und Systeme abgeklärt werden.

Im Gegensatz zu den übrigen Kopfherden sind Herde und Störfaktoren im *Zahn-Mund-Kiefer-Gebiet* (ZMK-) zu einem großen Teil iatrogen, da sich hier neben chirurgischen Maßnahmen vor allem in die Zähne inkorporierte Materialien und Medikamente als mögliche Störfaktoren unterschiedlicher hierarchischer Provenienz auswirken können. Es ist daher unbedingt erforderlich, am Patienten diagnostische Differenzierungen zwischen den vorher anamnestisch und klinisch ermittelten verschiedenen Kopfherden zu treffen, inwieweit im Einzelfall die landläufig als Virengräber bezeichneten Kopfhöhlen, die Tonsillen, der otologische Formenkreis oder *odontogene* Einflüsse vorrangig stören.

Hierzu ist in den *EAV-Testabläufen* ein systematisches, jedoch nicht strukturiert fixiertes Vorgehen erforderlich, nach Auffassung der Regulationsmedizin ist der menschliche Organismus ein offenes biologisches System, kein statisch-morphologischer Zustand.

Es müssen also Teststrategien entwickelt und dargestellt werden, die das vielfältige Erscheinungsbild odontogener Störeinflüsse als *Herd* oder *Störfaktor* unterschiedlichen Belastungsgrades berücksichtigen. Der häufig als Synonym für übergeordnete Belastungen verwendete Begriff *Störfeld* sollte selektiv verwendet werden, da er sich nicht auf künstlich in den Organismus eingebrachte Fremdstoffe, wie dentale Medikamente und zahnärztliche Werkstoffe, anwenden lässt. Dies gilt ebenso für den *Herd*, beide beziehen sich auf lokale pathologische Gewebeveränderungen.

Generell sind sorgfältige Differenzierungen und präzise Definitionen der verschiedenen sich aus dem stomatognathen Gebiet auf die autonome Regulation auswirkenden Irritationen und Perturbationen unverzichtbar. *J. Thomsen* hat hierfür in langjährigen Forschungen in Ergänzung zu den Veröffentlichungen von *R. Voll* die primär für die EAV obligat verbindlichen Charakterisierungen odontogener Belastungen erarbeitet und eindeutig definiert. Andere regulationsdynamische Verfahren haben seine Begriffbestimmungen übernommen bzw. modifiziert.

Um über den EAV-Test eine optimale Aussage über Hintergründe und Ursachen möglicher ZMK-Störfaktoren nutzen zu können, sollte jeder Arzt gleich welchen Fachgebietes sich soweit in zahnmedizinischer Thematik weiterbilden, dass er vor allem die Voraussetzung zur Diagnostik von Panorama-Röntgenaufnahmen des Ober- und Unterkiefer neben sonstigen bildgebenden Verfahren erfüllt; weiterhin sollte er die pathologischen Veränderungen im stomatognathen System sowie die werkstoffkundlichen Eigenarten zahnärztlicher Materialien kennen und diese im Resonanztest einsetzen können. Dasselbe gilt für die zu messenden Punkte, die zwar mit einigen Ausnahmen zum üblichen Repertoire des EAV-Messvorganges gehören, jedoch bei der Kopfherddiagnostik, vor allem im ZMK-Bereich, eine zusätzliche Gewichtung bekommen.

Grundvoraussetzung für das Abklären der Symptomatik von der Causa für Krankheiten und Befindlichkeitsstörungen ist ein komplexes Repertoire an Grundlagenwissen (s. Tab. 1)

Theoretische Prämissen zur Ätiologie von Pathomechanismen
profundes Wissen über :   Hauptmeridiane   Voll'sche Gefäße   Subsysteme   Funktionskreise   Wechselwirkungsbeziehungen ZMK/Organismus   Organuhr der Maximalzeiten   5 Wandlungsphasen   Akupunkturregeln   6 Horizontale Energieschichten   Homöopathie   Hering'sche Regeln

Tab. 1

Diese Aufzählungen erheben keinen Anspruch auf Vollständigkeit, grundsätzlich gilt das Motto, dass der Umfang des Wissens mit dem des diagnostischen und therapeutischen Spektrums korreliert.

Im Folgenden werden im Einzelnen vorgestellt: *Anamnestik*, Klassifizierungen von *Störfaktoren*, *Herden* und *Störfeldern*, *Messpunkte*, *Teststrategien*.

Zum realen Praxisbezug wird abschließend das Vorgehen des Autors in der *odontogenen Herdsanierung* beschrieben.

3. Theorie

3.1 Herde, Störfeld, Störfaktoren

Die Zähne spielen bei allen Säugetiere seit jeher eine hervorragende Rolle, Ernährung ohne Zähne bzw. annähernd adäquatem Ersatz ist problematisch, mit allen hieraus erwachsenden gesundheitlichen Konsequenzen. Zu Beginn menschlicher Kultur und Zivilisation dienten die Zähne zudem als Werkzeug, mit jedoch anwendungsbegrenzenden mechanischen Belastungskapazitäten. Überhaupt unterlagen unsere Vorfahren weitaus höherem Umweltstress, dem es durch körperlichen Einsatz zu begegnen galt, was sich äußerlich vor allem in entsprechendem Körperbau dokumentierte. Auch wenn damals die Zähne in deutlich massiveren Kieferknochen steckten, gab es Verschleiß, mechanische und bakterielle Zerstörung; hieran hat sich bis heute nichts geändert, wohl aber an der Kenntnis der daraus erwachsenden möglichen gesundheitlichen Imponderabilien.

Die *Herkömmliche Medizin* sieht entsprechend ihrem systematischen, kausalbezogenen, linearen Blickwinkel potentielle odontogene gesundheitliche Schäden traditionell aus humoralpathologischer Perspektive, als direkte bakterielle Intoxikationen über Blut und Lymphe. Mögliche Fernwirkungen auf die Eigenregulation des Organismus als die Regulationskapazität limitierende Blockaden werden dagegen äußerst restriktiv beurteilt, indem die *Herkömmliche Medizin* Regulationsgeschehen zwar grundsätzlich akzeptiert, jedoch nicht im Sinne einer autonomen Selbststeuerung, sondern als von extern manipulierbare Regulierung.

Die *Regulationsmedizin* erweitert unter einem nichtlinearen, komplexen, systemischen Blickwinkel die ätiologischen Interpretationen allgemeingesundheitlicher Störungen bei gleichzeitig vorhandenen pathologischen Strukturveränderungen im ZMK (ZahnMundKiefer)-Gebiet.

Hierzu erweitert sie die herkömmlichen humoralpathologischen Übertragungsmechanismen odontogener Herde und Störfaktoren auf die üblichen physiologischen Zielorgane um immaterielle Fernwirkungen. Um ihre Auswirkungen als Blockade der Eigenregulation durch Beeinträchtigung der Regulationskapazität besser zu verstehen, ist es allerdings erforderlich, ihre jeweilige Charakteristik näher darzustellen.

Grundsätzlich gibt es zu bedenken, dass *Herde*, *Störfelder* und *Störfaktoren* nach *A. Pischinger* nicht als direkte Hauptursachen manifester Erkrankungen gelten, sondern als *stumme chronische Entzündungen*, die das Milieu zu deren Etablierung vorbereiten.

Unter *mikrobiologischen* Aspekten spielt nach *F. Perger* die Streuung von Bakterien oder Toxinen nur eine untergeordnete Rolle, nur in etwa 3,3% werden septische oder allergische

Reaktionen ausgelöst. In 96% der Fälle von 7148 Patienten entspricht die Wirkungsweise abakteriellen Störfeldern. Herde müssen demnach nicht wegen ihrer möglichen Streuung, sondern wegen ihrer energieverzehrenden Abgrenzung der infektiösen Lokalisation und wegen der entzündungseigenen Gewebsazidose mit erhöhtem Fibroblastenverbrauch saniert werden.

Bevor jedoch Bezug auf die typischen Unterscheidungsmerkmale genommen wird, ist es erforderlich, den *Herdbegriff* allgemein verbindlich näher zu definieren. Unberücksichtigt bleiben hierbei die hinter den Kopfherden häufig rangierenden chronischen Irritationen von Urogenitaltrakt und Gallenblase.

3.2 Herdbegriff

Die *Herkömmliche Medizin* interpretiert entsprechend ihrer humoralpathologischen Ausrichtung den Herd als *Fokus*, und somit als eine Bakterien enthaltende Gewebsläsion, die einige Wochen nach einer Streptokokkeninfektion, meist des Nasenrachenraumes oder als stomatogene Fokalinfektion der Zähne, allergisch-entzündliche degenerative Krankheitsprozesse generiert.

A. Pischinger bezeichnet Herde als *stumme chronische Entzündungen*, um sie von diesem direkt-kausalen Konnex zur jeweiligen Haupterkrankung zu distanzieren, er sieht sie jedoch als *prädisponierende Faktoren* im Krankheitsgeschehen.

Die *Naturheilkunde* sieht im Herd ein *chronisches Irritationszentrum*.

Nach *G. Keller* handelt es sich um die histologische Bezeichnung einer *subchronischen Entzündung*, um nichtabbaufähiges Material im weichen Bindegewebe mit lymphozytär-plasmazellulären Infiltraten und nicht abbaubarer Desaggregation der biologischen Grundsubstanz.

A. Stacher erklärt den Herd unter klinischen Aspekten als eine lokale, oligosymptomatische, subklinische Entzündung mit der möglichen Entwicklung von Fernstörungen.

Regulations-physiologisch ist ein Herd ein Ort maximaler Irritationen unterschiedlicher Ätiologie, geringer Reizintensität und langer Wirkungsdauer mit diskreten reflektorischen Krankheitszeichen und der Möglichkeit zur Entwicklung eines peripheren Irritationssyndroms unter Einfluss einer Sekundärnoxe.

Von praktischem Nutzen sind die Definitionen von *M. Glaser* und *R. Türk*, wonach ein Herd diejenige krankhafte lokale Veränderung im weichen Bindegewebe mit noch nicht abbaufähigem Material ist, mit der sich die lokalen und allgemeinen Abwehrreaktionen in ständiger Auseinandersetzung befinden. Seine Fernwirkung auf den Organismus und somit die allgemeine Herderkrankung beginnt demnach erst mit dem Zusammenbruch der lokalen Abwehrschranke durch endogene oder exogene Faktoren.

A. Pischingers Herddefinition gilt noch immer als eindeutig verbindliche Aussage, hiernach ist in der Zusammenfassung von *J. Thomsen* ein Herd:

1. ein chronisch veränderter Gewebebezirk im Vegetativen Grundsystem
2. aus organischem oder anorganischem Material
3. organisches oder anorganisches Material, das herkömmlich physiologisch nicht mehr abbaubar und nicht über die Nekrose oder Entzündung eliminierbar ist
4. Ausgangspunkt von Fernwirkungen, da die örtliche Abwehrschranke durchbrochen ist.

Es handelt sich somit um einen morphologisch-strukturell irreversiblen Zustand, dessen wesentliche Charakterisierung unter regulativen Aspekten in seiner Fernwirkung liegt. Ohne diese würde es sich nur um einen lokalen Entzündungsvorgang unterschiedlicher Latenz handeln, jedoch mit der Option zur Herdentwicklung in Abhängigkeit der jeweiligen individuellen Immunkompetenz des Patienten.

Der Begriff *Störfeld* wird im allgemeinen medizinischen Sprachgebrauch gerne als Synonym für Herd gebraucht, entsprechend der jeweils unterschiedlichen lokalen Ausdehnungen des betreffenden Areals.

D. Volkmer bezeichnet „Störfelder als einen Bereich im Körper, der negative Auswirkungen auf andere Organe/Zellen/Nerven/Sinnesorgane/Wirbelsäulenabschnitte hat."

Tatsächlich aber liegt der Unterschied zum Herd in der Eigenschaft des Störfeldes unter bestimmten Umständen mehrere Energieleitbahnen gleichzeitig und diese unterschiedlich stark zu beeinflussen.

Die hierfür verantwortlichen Ursachen lassen sich jedoch nicht immer unter den Herdbegriff subsumieren. Deshalb hat *J. Thomsen* für den Begriff Störfeld die komplexe Bezeichnung *Störfaktor* gewählt.

In zuordnender Gegenüberstellung ergeben sich in der Aufstellung nach *J. Thomsen* für Störfaktor und Herd die folgenden charakterisierenden Wertigkeiten (s. Tab.2):

Eigenschaft	Störfaktor	Herd
Wertigkeit	übergeordnete Belastung	untergeordnete Belastung
Bezug	belastet mehrere Leitbahnen gleichzeitig, z.T. verschieden stark	belastet das Leitbahnpaar, dem das betr. Odonton zugeordnet ist
Wirkungs-Richtung	belastet ubiquitär	belastet gezielt

Tab. 2

Weiterhin lassen sich gemäß der Zuordnungen von *J. Thomsen* unter partieller Modifizierung durch *H. Huf* mögliche Störfaktoren mit übergeordneter Steuerungsfunktion und Herde im ZMK-Gebiet entsprechend ihres auslösenden Agens darstellen (s. Tab.3):

Störfaktoren	Dentale Werkstoffe und Medikamente Okklusionsstörungen Kiefergelenksstörungen
Herde	Enossale Herde Intradentale Herde Fremdkörper im Kieferknochen
Narben	ZMK-Bereich: iatrogen/Unfall
Implantate	Kieferknochen: Werkstoff Mundhöhle: Werkstoff Kieferknochen und Mundhöhle: Werkstoff
bakterielle und virale Infektionen	Überlagerung chron. Kopfherden, Prioritätenimmanenz

Tab. 3

Trotz der im *Abstract* bereits erwähnten signifikanten Relationen zwischen chronifizierenden Erkrankungen und **Kopfherden ist nicht jeder auffällige Zustand im ZMK-Bereich a priori als Herd zu werten.** Der mögliche Stellenwert von Störfaktoren und Herden steht in Relation zur Individualkonstitution; kumulierende Umwelteinflüsse wirken auf allen Ebenen und beeinträchtigen in unterschiedlichem Ausmaß die jeweilige Regelkapazität. Hiervon hängt es letztlich ab, ob und wenn ja, wann Regulationsstörungen durch Herdphänomene auftreten.

3.3 Störfaktoren

Eine besondere Bedeutung für das menschliche Regulationsverhalten haben *zahnärztliche Werkstoffe*. Eingedenk der Tatsache, dass es bislang kein für alle Menschen biologisch uneingeschränkt verträgliches Material gibt, das sich ohne Vorbehalte in die Mundhöhle inkorporieren lässt, kommt dem Zahnarzt eine besondere allgemeinmedizinische Verantwortung zu. Die herstellenden Industrien sind anderer Auffassung. Ihre Studien zu Materialverträglichkeiten unterliegen strengen naturwissenschaftlichen Vorgaben und orientieren an sich an Kriterien, die sich mit denen der Regulationsmedizin kaum vereinbaren lassen, weshalb die bekannten Nachweisverfahren auch nicht die Parameter biokybernetischer Gedankenmuster erfüllen. Dem entspricht das weitgehende Unverständnis für diese Problematik der sich mit der Doktrin herkömmlich medizinischer Ansichten identifizierenden Ärzte/Zahnärzte. Die Initiative für medizinische systemdiagnostische Verfahren, wie die EAV, geht daher primär von Patienten aus.

Die Diagnostik möglicher Störfaktoren erfordert mitunter kriminalistischen Aufwand, häufig liegen zwischen der zahnärztlichen Versorgung und dem Auftreten gesundheitlicher Beschwerden Monate bis Jahre, sodass sich ätiologische Beziehungen nur schwer erstellen lassen. Daher können sich an einem Patienten entsprechend der Häufigkeit zahnärztlicher Behandlungen Summationen von Belastungen unterschiedlicher Wertigkeiten durch verschiedene Materialien schichtweise aufbauen, mitunter noch angereichert mit odontogenen Herden. Zeitliche Zusammenhänge lassen sich dann kaum nachvollziehen.

Unter diesen Aspekten muss die *gelenkte Anamnese* ganz besonders akribisch erfolgen, hinzu kommt die dringende Notwendigkeit von der Kenntnis der Toxikologie des Amalgams und seiner Bestandteile, sowie deren homöopathischen Arzneimittelbilder. Dasselbe gilt natürlich auch für alle anderen für zahnärztliche konservierende und prothetische Versorgung verwendbaren Dentallegierungen und metallfreien Materialien.

Die Ursachen für *Unverträglichkeitssymptomatiken* durch metallische Zahnersatzmaterialien lassen sich auf 4 Modalitäten konzentrieren (s. Tab.4):

Die 4 Unverträglichkeitsmodalitäten		
Typik	*Problemstatus*	*Toleranz*
absolut	qualitativ	intolerabel
begrenzt	quantitativ	bedingt temporär tolerabel
sekundär	qualitativ	intolerabel
lokalisiert	qualitativ	intolerabel/tolerabel

Tab. 4

Absolute Unverträglichkeit ist ein qualitatives Problem und somit Ausdruck kategorischer Kontraindikation; schon geringste Mengen lösen hauptsächlich neuro-vegetative Beschwerden aus. *Begrenzte Unverträglichkeit* gilt als quantitatives Problem, sie ist nicht unbestritten, da sich hieraus zeitlich unabsehbar absolute Unverträglichkeiten entwickeln können. *Sekundäre Unverträglichkeit* beruht auf mangelhafter Verarbeitung von Dentallegierungen durch das zahntechnische Labor. Die lokalisierte *Unverträglichkeit bei Nebeneinander von Dentallegierungen und Amalgamfüllungen* wird durch Gemeinsamkeiten in ihren homöopathischen Arzneimittelbildern und Gegensätzlichkeiten elektrochemischen Eigenschaften verursacht, wobei Amalgam als Gemenge eine geringe Stabilität aufweist. Dies begünstigt nach *F. Kramer* zudem den Aufbau komplexer Mundbatterien, bei denen durch einen verhältnismäßig kleinen Innenwiderstand ein relativ großer permanenter Metalltransport als Ionenfluss in die biologische Matrix erfolgt und außerdem sich an den höherwertigen Metallen der Legierungen niederschlägt und mit der Ausformung toxischer Salze deren Qualität und zusätzlich das Grundsystem beeinträchtigt. Beides wirkt sich auf das individuelle Regulationsverhalten aus. Hinzu kommen Überlagerungen der homöopathischen Arzneimittelbilder durch mehrfach gleichzeitig vorhandene Metalle.

J. Thomsen gibt nach seinen in 30 Jahren als EAV-Zahnarzt gewonnenen Erfahrungen möglichen Störfaktoren vor allem werkstoffkundlich eindeutige Zuordnungen (auf deren jeweilige chemische Spezifikationen soll hier im Einzelnen nicht näher eingegangen werden); die aufgeführten Materialien entsprechen hauptsächlich den in den zur Verfügung stehenden Testsätzen vorhandenen Ampullen. Die „toxischen Eiweißprodukte" sind zahnbezogen nach endodontischer Exstirpation der Zahnpulpa. (s. Tab.5):

Störfaktoren		
Metalle	*Amalgam*	Kupferamalgam Silberamalgam: γ-2-haltig γ-2-frei
	Dentallegierungen	Edelmetall (EM) Nichtmetall (NEM) Edelmetallreduziert
Nichtmetallische Füllungsmaterialien	*Zemente*	Phosphatzement Glasinomerzement Zinkoxid-Nelkenöl Carboxylatzement
	Kompositfüllungen (Kunststofffüllungen) Conditioner, Lacke	
Prothesenkunststoffe		
Wurzelfüllmaterialien	*je nach den in ihnen enthaltenen Zusatzstoffen:*	Jodoform Nelkenöl Antibiotika Cortison
toxische Eiweißstoffe		Mercaptan Thioäther
allopath. Medikamente		Antibotika Jodoform Walkhoffsche Lösungen (CHKM) Zahnpasten

Tab. 5

3.4 Herde mit gezielter Fernwirkung

J. *Thomsen* subsumiert hierunter *enossale Herde*, *intradentale Herde* und *Fremdkörper* im Kieferknochen.

Zu den e*nossalen Herden* als mögliche Ausgangspunkte und Provokateure von Regulationsstörungen durch Fernwirkungen zählt er eindeutig, in der Röntgendiagnostik zweifelsfrei zu ermittelnde Strukturveränderungen.

Schwieriger dürfte die optische Interpretation der *intradentalen Herde* sein. Die Zahnpulpa ist besonders reich an extrazellulärer Matrix, die hier mit ihrem lockeren weichen Bindegewebe noch ganz dem embryonalen Mesenchym entspricht, sodass sie nach W. H. Hauss wesentlichen Einfluss auf die Isoinie, Isoosmie und Isotonie des Grundsystems nehmen kann. Andererseits gehört die Pulpa entsprechend des Fibrozyten-Makrophagen-Systems zu den

„toleranten" Geweben mit geringer lokaler eigenständiger Immunkompetenz. Daher werden über längere Zeit multiple Bakterien in lokaler Symptomlosigkeit durch eine unphysiologisch strukturierte Grundsubstanz scheinbar ertragen, sodass keine apikalen Auffälligkeiten entstehen. Im Pulpencavum des Zahnes lassen sich grundsätzlich keine entzündlichen Gewebeveränderungen röntgenologisch erfassen.

Ähnlich schwierig kann der optische Nachweis von *Fremdkörpern* werden, die materialgemäß nicht alle röntgensichtbar sind. Die meisten Fremdkörper sind durch zahnärztliche Manipulationen in den Kieferknochen gelangt, häufig beabsichtigt. Diese sind zu einem großen Teil röntgendiagnostisch darstellbar, entweder ihrer Dichte entsprechend oder durch ihre nach den gesetzlichen Vorgaben kontrastierenden Zusätze. Nicht röntgensichtbare Fremdkörper lassen sich nur durch sie induzierte Gewebeveränderungen abgrenzen (s. Tab.6).

Zwar hängen Grad, Umfang, Charakter und histologische Qualität von Beherdungen nicht von ihrer Röntgenkompatibilität ab, sondern müssen zur Identifizierung mit einschlägigen aus pathologischem Material homöopathisch aufbereiteten *Nosoden*, ausgetestet werden. Dennoch **sind in der Herdtherapie Röntgenaufnahmen sowie sonstige herkömmliche diagnostische Mittel unverzichtbar.** Die EAV ist ein komplementäres Verfahren, auch wenn sie häufig alternativ sein kann.

enossale Herde im Kieferknochen	intradentale Herde im Pulpenraum des Zahnes	Fremdkörper im Kieferknochen
Art der Strukturveränderung		
chron. Ostitis im Leerkieferbereich periapikale Ostitis	chronische Pulpitis Pulpendegeneration	Amalgam Metallstaub v. Silber-, Titanstiften
radikuläre Zyste follikuläre Zyste	Pulpengangrän Zustand n. Wurzelfüllung	Wurzelfüllmasse Fremdstoff z.B. resorb. Wundeinlagen
tiefe Knochentasche	Zustand n. W.- Resektion	Fremdkörper im Kieferknochen n. Unfall (Holz, Metall, Glas)
Wurzelreste im Kiefer verlagerte, retinierte Zähne Perikoronitis überzählige Zähne Odontome Osteosklerose Hyperzementose Radikuläre Resorption Knochentaschen	Zustand n. Replantation	

Tab. 6

3.5 Narben

Unter einer *Narbe* versteht man den aus gefäßarmen, derben Bindegewebe bestehenden Restzustand nach Defektheilung eines Substanzdefektes. Bei äußeren topischen Problemen wie Rötung, Entzündung, Juckreiz, Keloiden empfiehlt die *Herkömmliche Medizin* Excision bzw. Nachbestrahlung; Fernstörungen werden nicht in Zusammenhang gebracht.

Von Narben ausgehende Irritationen zeigen häufig alle Anzeichen von Fernstörung und führen deshalb die Patienten gemäß dem Ort ihrer Beschwerden zu den entsprechenden Fachärzten, die im Allgemeinen jedoch nur schwerlich das auslösende Agens eruieren können, sodass sie sich auf die Symptomatik konzentrieren. Die Ursachen liegen in einer aus der Blockade des Meridianverlaufes resultierenden Unterbrechung des Informationstransfers mit einer möglichen Funktionsstörung des diesem zugeordneten Organs bzw. Organabschnittes.

Somit können sich Narben der Körperperipherie auch im Kopfbereich auswirken und umgekehrt.

Die Narben im ZMK-Gebiet erfassen alle Bereiche des stomatognathen Systems (s. Tab.7):

Narben in der Mundhöhle	
Narben im Periost-Gingivabereich, Schleimhautbereich	nach Apektomie (WSR), nach Kieferhöhlenoperation, nach Kieferkammplastik, nach Mundvorhofplastik
Narben im Knochengewebe	nach Zahnentfernung durch Kieferoperation, nach Kieferoperation
Narben in der Pulpa	nach Ausheilung einer chronischen Pulpitis

Tab. 7

3.6 Implantate

Zahnlosigkeit gilt nach der Klassifikation der *WHO* als Krankheit, dementsprechend wird im Umkehrschluss durch Zahnlosigkeit nicht nur die biologische Funktion gestört, sondern auch die soziale Stellung beeinträchtigt. Die Anzahl der Betroffenen nimmt stetig zu, entsprechend dem *KZBV Jahrbuch 2000* gibt es in der Bundesrepublik Deutschland jährlich 14 Millionen Zahnverluste. Für das Jahr 2012 beziffert das *Statistische Jahrbuch 2013 der KZBV* 12,954 Millionen extrahierte Zähne Der Aufwand für zahnärztliche Lückenversorgungen belastet die sozialen Gesundheitssysteme, Deutschland gilt als Rekordhalter in der Zahnprothetik.

Eine nahe liegende Möglichkeit, Zähne unter standardisiertem Vorgehen zu ersetzen, liegt in deren Einpflanzen, dem Implantieren, indem man künstliche Zahnwurzeln in den zahnlosen Kiefer inkorporiert, als Voraussetzung für festsitzenden oder partiell festsitzenden Zahnersatz. Der Gedanke ist nicht neu, die Implantologie hat eine lange Tradition, heute stellt sie ein allgemein anerkanntes Therapiemittel dar. Erste Versuche fanden sich bereits bei den alten Ägyptern, sie gehört somit zu den beharrlichst entwickelten und am längsten währenden medizinischen Langzeitversuchen am Lebenden, wodurch sie sich mittlerweile auf sehr hohem technischem Niveau befindet.

Die aktuell angewandten operativen Techniken entsprechen dem internationalen state of the art. Die in den 70er Jahren des 20. Jahrhunderts zwischen Kieferknochen und Periost eingesetzten subperiostalen Implantate hatten nicht die in sie gesetzten Prognosen erfüllt, weshalb heute ausschließlich enossale Implantate verwendet werden. Dadurch entfallen die früheren, primär im Oberkiefer teilweise sehr ausgedehnten flächigen Metallaufwendungen unterschiedlicher Legierungen. Durch optimierte Operationstechniken lassen sich auch bei ungünstigen anatomischen Voraussetzungen enossale Implantate setzen. Nach dem *KZBV Jahrbuch 2003* stieg die Anzahl gesetzter Implantate in Deutschland von 200 000 im Jahr 2001 auf über 400 000 im Jahr 2003.

Die modernen enossalen Implantate bestehen im Wesentlichen aus Titan, die statistische Überlebensrate liegt innerhalb von 10 Jahren bei ca. 90%. In neuester Zeit werden zunehmend auch Implantate aus vollkeramischem Zirkoniumoxyd eingesetzt, in diesem Fall entfällt jegliche Metallbelastung, dank der knochenkompatiblen Struktur.

Allerdings gibt es auch Probleme in der Akzeptanz von Implantaten. Von Patienten geäußerte Beschwerden entsprechen häufig Empfindungen persistierender Druckdolenzen im Implantationsgebiet, die sich bis zu Schwindelgefühlen und Gleichgewichtsstörungen steigern können. Ansonsten sind die Angaben meistens diffus. Eine Unterscheidung zwischen möglichen mechanischen Perturbationen und solchen von Herdcharakter ist anamnestisch mitunter schwierig.

Nach *J. Thomsen* konzentrieren sich mögliche von Implantaten ausgehende Beschwerden im Wesentlichen auf die sich immer wieder manifestierenden gleichen Störungen (s. Tab.8):

Implantat – induzierte Störungen
übergeordnete Belastung durch den Werkstoff des Implantates
Strukturelle Veränderungen des periimplantären Gebietes
Energetische Störungen im Meridianverlauf gemäß der odontonen Positionierung des Implantates
übergeordnete Belastungen durch die Werkstoffe der Suprakonstruktionen

Tab. 8

3.7 Virale Infekte

Unter *Belastung* versteht man nach *Zetkin/Schaldach* „jeden mit Einwirkungen körperlicher und/oder psychischer Art einhergehenden Zustand verminderter Stabilität, Angepasstheit und Leistungsfähigkeit eines biologischen System...". Virale Infekte gehören zu den häufigsten verdeckten und offenen, oft schon von Geburt an vermittelten Belastungen eines jeden Menschen, wobei die Qualität der individuellen Regulationskapazität das Ausmaß möglicher auftretender Irritationen bestimmt.

Aber auch präventive Maßnahmen können sich zusätzlich belastend auswirken. Ein Beispiel hierfür ist die gewohnheitsmäßige, unmittelbar postnatale Gonorrhoeprophylaxe gegen eine mit der Passage des Geburtskanals eventuell erworbene Infektion. Um Konjunktividen oder Iritiden und somit der Gefahr der Erblindung der Neugeborenen vorzubeugen, ist es in den meisten Kreißsälen noch heute üblich, den Säuglingen 1%ige Argentum nitricum-Lösung als *Blenorrhoe-Augenprophylaxe* in beide Augen zu träufeln. Dies ist eine iatrogen präformierende Belastung, die sich bei entsprechender Disposition zeitlebens synergetisch als Bestandteil eines multikausalen störfaktorialen Geschehens auswirken kann.

Grundsätzlich treten virale Besiedlungen überall im Organismus auf, sie können alle Schleimhäute infizieren, wodurch es bei der Identifizierung von Kopfherden durch EAV zu fachgebietsübergreifenden Interaktionen kommen kann, die ihre zahnärztliche Legitimation im odontonen Bezug finden.

Neben möglichen Überlagerungen ubiquitär übergeordneter akuter oder subakuter viraler Infektionen haben die „Kopfhöhlen" wesentlichen Anteil als sogenannte „Virengräber". Daher spielt die Verifizierung spezifischer Kopfherde einen besonderen Part. Viren und deren Toxine können Tonsillen und Nebenhöhlen und auf hämatogenem Weg die Zahnpulpa besiedeln.

Bevor zweifelsfreie Aussagen über odontogene Herde oder Störfaktoren getroffen werden können, ist daher der vorherige Ausschluss nichtzahnbezogener viraler und bakterieller Infektionserreger erforderlich.

4. Praxis

4.1 Anamnese und klinische Befunderhebungen

Die Glaubwürdigkeit der Herddiagnostik gegenüber Patient und begleitenden Ärzten stützt sich neben *klinischen Untersuchungen* im Wesentlichen auf *bildgebende Darstellungen* und *Laborwerte* als herkömmlich objektivierbare Bestandteile mehrdimensionaler Diagnostik.

Daran anschließend, als Ergebnis eines hieraus entwickelten strategischen Grundkonzeptes, erfolgen die aus der Kompetenz des jeweiligen medizinischen Fachgebietes resultierenden diagnostischen und therapeutischen Maßnahmen.

Generell ist für jede kunstgerechte ärztliche Tätigkeit am Patienten die sorgfältige *anamnestische* Befunderhebung Einstieg und grundlegende Voraussetzung.

Für die EAV in ihrer Identifikation als komplementärmedizinisches Verfahren ist daher die vorherige Abklärung gesundheitlich relevanter Beschwerden nach herkömmlich medizinischen Direktiven wesentliche Voraussetzung ihrer Authentizität, auch zur forensischen Absicherung. Das anamnestische Procedere zum Erfassen gesundheitlicher Symptomatiken sollte in der EAV deshalb weitgehend standardisiert werden, unter Berücksichtigung themenbezogener Modifikationen.

Dementsprechend bietet zur herdspezifischen Thematik die *Staufen-Pharma GmbH Göppingen* als *Formblatt 7* einen vom EAV-*Arbeitskreis Hamburg* entwickelten *Fragebogen zur herdbezogenen Krankengeschichte*. Die hierin aufgeführten Fragen können eine mögliche Hierarchisierung in der Behandlungsplanung erleichtern.

H. Huf empfiehlt zuerst die röntgengestützte Herdauswertung, vor allem entsprechend ihrer Wechselwirkungsbeziehungen zu den Subsystemen, und danach erst die Anamnese.

Die nach herkömmlich-medizinischen Kriterien geforderte *Röntgendiagnostik* dient „der Feststellung von Anomalien im Körper, die im Zusammenhang mit Symptomen, Zeichen und eventuell anderen Untersuchungen eine Diagnose ermöglichen". Sie entspricht einer eindimensionalen, statischen Darstellung über längere Zeiträume bestehender struktureller Veränderungen als differentialdiagnostisch unterstützende Komponente.

Zur Kopfherddiagnostik eignet sich primär das *OPG* (Orthopantomogramm). Hierbei befindet sich die Aufnahme (Röntgenquelle und Film) außerhalb des Mundes, Schädelbezugslinien sind die *Eckzahnlinie* und die *Frankfurter Horizontale*, die Projektion entspricht einer angenäherten *Paralleltechnik*, im Sinne einer standardisierten Projektion. Das OPG vermittelt als *Panorama-Röntgenaufnahme*, von oben nach unten absteigend, Einblick in die Strukturen der Kieferhöhlen und der Nasenhaupthöhle mit den Naseneingängen, zeigt die Form der

Kiefergelenksköpfchen und deren Beziehung zu den Fossae mandibularis, den Verlauf des arc. zygomaticus und die Beschaffenheit des knöchernen Ober- und Unterkiefer einschließlich deren Zähne sowie mögliche pathologische Veränderungen angrenzender Lymphknoten, Speicheldrüsen usw. Gut erkennbar, jedoch zur Befundung von Kopfherden unerheblich, ist das weitere äußere anatomische Umfeld, wie Anteile der Ohrmuscheln, der Halswirbelsäule, die proc.styloidei, die cornua maj. des os hyoideum.

Die Darstellung von Einzelzähnen mit ihrem unmittelbaren Umfeld erfolgt über Einzelbildaufnahmen, dazu muss für eine regelrecht abgesicherte und nachvollziehbare Diagnostik der Röntgen-Zentralstrahl jeweils lotrecht in der Mitte des *Zahnfilmes* auftreffen. Dies geschieht über die *Rechtwinkeltechnik*, indem der Zahnfilm in einer mit dem Gehäuse der Röntgenröhre starr verbundenen Halterung so im rechten Winkel zum Röntgen-Zentralstrahl fixiert ist, dass dieser auf die Mitte des Röntgenfilmes trifft. Generell ist die digitale Bildgebung vorzuziehen, durch konsequente industrielle Qualitätsförderungen ist sie dem klassischen Röntgenfilm an Transparenz und Tiefenschärfe mittlerweile überlegen.

Ausdrucke digitaler Röntgenaufnahmen auf Papier sind zur Kopfherddiagnostik nicht geeignet.

Ein Nachteil der Aussagekraft von Röntgenbildern liegt allerdings in ihrer grundsätzlichen Eigenschaft, nur örtliche Befunde, jedoch keine energetischen Herdfernwirkungen darzustellen. Zudem lassen sich Strukturveränderungen erst erkennen, wenn mehr als 40% der bestehenden harten Knochenkonsistenz verändert sind.

Die Vorteile der Röntgendiagnostik liegen in der topographischen Zuordnung pathologischer und anatomischer Situationen zur Beurteilung einer operativen Entfernung einer sich darstellenden chronischen Ostitis. Beide Kriterien gelten ebenfalls für weiterführende bildgebende Verfahren wie der *DVT* (digitale Volumentomographie). Im Gegensatz zur zweidimensionalen Röntgenaufnahme ermöglicht diese die dreidimensionale Darstellung der Mund-, Kiefer- und Gesichtsregion und somit die Optimierung der Diagnostik pathologischer Strukturveränderungen und der kieferchirurgischen Planung.

J. Thomsen hat die röntgenologischen Hinweise auf eine chronische Ostitis zusammengefasst (s. Tab.9):

röntgendiagnositische Merkmale chronischer Ostitiden
diffuse Aufhellungen in einem Leerkieferbereich
Aufhellungen im Bereich einer ehemaligen Zahn-Alveole (z.b. Phantombild des ehemaligen Zahnwurzelverlaufes)
Unterbrechung der Kortikalis des zahnlosen Alveolarfortsatzes
Unterbrechung des knöchernen Bodens der Kieferhöhle

Tab. 9

Der Umfang der *klinischen Untersuchung* hängt von der individuellen Kompetenz des Untersuchers ab, sollte aber den primär stomatognathen Bezug wahren, mitsamt den jeweiligen systemischen Relationen.

Gezielte gebietsübergreifende klinische Untersuchungen können vor allem Zahnärzte in Schwierigkeiten bringen, sie lassen sich weder mit der diesem Berufsbild angestammten Kompetenz vereinbaren noch mit den den entsprechenden Odontonen zugeordneten systemischen Bezügen rechtfertigen.

Aber derart eingehende Untersuchungen sind auch gar nicht erforderlich, allein die Kenntnis der *Headschen Zonen*, der Meridianverläufe und Subsysteme kann bereits genügend Aufschluss geben über mögliche Kausalverhältnisse zwischen Fernwirkungen und dem tatsächlichen ursächlichen odontonen Agens.

Einfache, orthopädische Grundkenntnisse reichen zum oberflächlichen Erkennen von Fehlfunktionen des Bewegungsapparates, wie Beckenschiefstand, Beinlängendifferenzen, Fußfehler, Scapula-Hochstand, Schiefhals als Anzeichen eines möglichen *Sprengel-Syndroms*. Dies lässt sich wiederum in Relation setzen zu möglicherweise vorliegenden *cranio-mandibulären-Dysfunktionen* (CMD).

Die sorgfältige Inspektion des Rachens, des Mundes, der Zähne und Zunge entsprechend den geforderten klinischen Standards ist hier für alle ärztlichen Fachrichtungen ebenso verbindlich wie die Fähigkeit einer fundierten Röntgendiagnostik zur Interpretation der bereits erwähnten Panoramaaufnahmen. Hinzu kommen ausreichende internistische Kenntnisse zum Verständnis und Beurteilung entsprechend vorliegender ärztlicher Befunde und Laborberichte des jeweiligen Patienten.

Hieraus resultiert die Notwendigkeit einer gut geplanten Strategie, um den Aufwand des anschließenden EAV-Test in einem zeitlich und finanziell vertretbaren Rahmen zu halten (s. Tab.10).

Grundlagen zur Teststrategie		
Anamnese	Auswertung:	spontane Amn./gelenkte Amn. patienteneigene Unterlagen Laborbefunde
klinische US	Inspektion:	stomatognathes System Habitus / AZ
Röntgendiagnostik	Interpretation:	Panoramaaufnahme (OPG) Zahnfilm (Einzelröntgenbild)

Tab. 10

Außerdem besteht, wie bei jeder ärztlichen Tätigkeit, die Notwendigkeit des Erschaffens eines *Arbeitsbündnisses* zwischen Arzt und Patient als Bestandteil eines Interaktionsprozess und Aufbau eines Vertrauensverhältnisses als Voraussetzung einer effektiven Therapie.

4.2 Dentale Störfaktoren

Im Bereich von Unverträglichkeiten und Belastungen durch zahnärztliche Materialien haben Metallversorgungen einen besonderen Anteil. Dies liegt vor allem an den mehr oder weniger stabilen internen molekularen Bindungen, daran, ob es sich um ein Gemenge, wie beim Amalgam, oder Legierungen, wie bei gegossenen Arbeiten, handelt, und an der daraus resultierenden Vielfalt an Symptomen als Ausdruck regulatorischer Irritationen.

Ein mögliches Indiz, jedoch kein Nachweis, ist das Auftreten von *Mundströmen* bei inhomogenen Mischkristallen in saurem physiologischem Milieu. Intraorale Stromquellen dieser Art belasten das *Grundsystem* oft jahrelang und blockieren in Kombination mit anderen Störungen jeden Therapieerfolg. Die Schadwirkung von Mundströmen entspricht denen einer *Mundbatterie*. Herkömmliche Batterien wandeln chemische Energie in elektrische Energie um, ihr Grundprinzip ist die unterschiedliche Tendenz verschiedener Elemente, Elektronen aufzunehmen bzw. abzugeben.

Bei Mundbatterien stören jedoch weniger Potentialdifferenzen oder Spannungen, als vielmehr der Ionenfluss mit den in der Mundhöhle inkorporierten Legierungsbestandteilen als Leitmaterial. Dies gilt vor allem für die Bestandteile der instabilen chemischen Bindungen von Amalgamfüllungen.

4.2.1. Mundströme

Zu den multiplen Ursachen von Funktionsstörungen gehören aus dem Kopfbereich neben den üblichen Kopfherden auch *Mundströme*, wenngleich nur als Teilaspekt und nur im Zusammenhang mit dentalen Metallversorgungen.

Das Auftreten von Mundströmen lässt sich am ehesten mit der Vorstellung des Schaltbildes von *Mundbatterien* erklären. Mundbatterien stören kontinuierlich, in Abhängigkeit der sich im Mund als *Elektroden* auswirkenden vorhandenen Metallversorgungen entsprechend der Stellung ihrer Legierungsbestandteile in der elektrochemischen Spannungsreihe und deren geometrischen Abmessungen und Homogenität, außerdem der *Elektrolyte* Speichel und Gewebsflüssigkeiten, sowie ihrer Eigenschaften als einfache oder komplexe Mundbatterie.

Besonders ausgeprägte Mundströme treten durch komplexe Mundbatterien bei gleichzeitiger Anwesenheit verschiedener Metalle, Legierungen und Gemenge auf.

Batterien verfügen entsprechend ihres Schaltbildes über *Innenwiderstände*, die je nach Anzahl der Batterien und ihrer gegenseitigen Verknüpfung stark unterschiedlich sein können. Dies gilt auch für Mundbatterien. Zudem müssen deren Innenwiderstände voneinander abweichen, wegen der unterschiedlichen Elektrolyte im Mundmilieu, entsprechend nach Ober- und Unterseite der Metallversorgungen senkrecht zum Stromfluss stehenden Flächen der Elektroden und der unterschiedlich langen Wege für die bewegten Ionen. Demnach müssten bei Mundbatterien auch die *Klemmenspannungen* der Einzelbatterien an den Zahnpolen bei Belastung unterschiedlich sein, wobei die Zahnpole den Füllungsoberflächen der Zähne entsprechen. Die ist jedoch nicht der Fall, da neben Belastungsströmen zusätzlich zu deren Entlastung Ausgleichströme fließen. Diese Ausgleichströme erzwingen gleiche Klemmenspannungen, die Batterie mit dem kleineren Innenwiderstand hat die größere Belastung zu tragen.

Hierbei ist der Stromfluss jedoch kein reiner Elektronenfluss, sondern ein Ionenfluss mit Quecksilber, Zinn, Kupfer usw. als Leitmaterial, wenn z.B. Amalgamfüllungen an der Mundbatterie beteiligt sind. Dieses Material durchsetzt das *Grundsystem* bzw. setzt sich in dessen Gewebe ab, wenn der Stromfluss unterbrochen wird. Hieraus resultieren ein nicht ohne weiteres abbaubares Fremdmaterial im Grundsystem und eine große Anzahl zusätzlich ionisierter Metallionen.

Grundsätzlich sind jedoch nicht Spannungen oder Potentialdifferenzen oder Mundströme für gesundheitliche Störungen verantwortlich, sondern der Energieumsatz von Mundbatterien, der seinerseits wieder mit Stromstärke und -spannung korreliert.

Für *Spannungswerte* in der Mundhöhle werden entsprechend dem Membranpotential der Körperzelle und dem Ruhepotential der Nervenzellen generell *100mV*, für *Stromstärken 3µA* als Toleranzgrenze angesetzt. Dies hat jedoch nur partiell zu tun mit der Argumentation von *D. Lukas*, dass „das Herz mit 10µA und das Gehirn mit 100µA belastet werden" kann.

Bei einem Stromfluss von 1 Ampère fließen $6,28 \times 10^{18}$ Elektronen/Sekunde, bei 100µA sind es immerhin noch $6,28 \times 10^{14}$. Bei bewegten Metallionen sind es die äquivalenten Mengen/Sekunde, die mit der Energie der Mundbatterie ins Grundsystem hineintransportiert werden und dieses zusätzlich fließend durchsetzen. Somit entstehen nach *F. Kramer* durch den Ionentransport ins Grundsystem u.a. körperfremde Eiweiß-Metall-Verbindungen, die nicht abgebaut werden können und so die Funktion des Grundsystems belasten. Folglich kann eine Amalgamsanierung nicht nur in dessen Entfernung aus der Mundhöhle bestehen, sondern sie muss auch die bereits in den Körpergeweben deponierten Metallverbindungen lösen und ausscheiden.

Die *Indikation zur Mundstrommesssung* ergibt sich aus der Anamnestik sowie aus dem Befund der zahnärztlichen Versorgung. Eine Mundstrommessung dient vor allem dem Nachweis des „aktivsten" Zahnes mit den höchsten Stromwerten, um dort zuerst die entsprechende Therapie anzusetzen.

Mundströme können bei *EAV-Messungen* den Teststrom beeinflussen, außerdem beeinträchtigen sie Stromreizteste, die man zum Nachweis des Herdcharakters eines odontogenen Befundes anwendet.

Das EAV-Gerät ist je nach Ausstattung dazu geeignet, Strom- und Spannungsmessungen vorzunehmen. Um jedoch Aufschluss über den Energieumsatz zu erhalten, sollte ein spezielles Mundstrom-Messgerät verwendet werden; dieses speichert die gemessenen Werte und sortiert sie nach ihrer Hierarchie. Bei Messungen über das EAV-Gerät ist jede Messung einzeln zu notieren.

Der *Messvorgang* gliedert sich allgemein in 2 Abläufe. Zuerst werden sämtliche Metalloberflächen von Zähnen oder einem inkorporierten herausnehmbaren Zahnersatz gegen die Mundschleimhaut gemessen, die Höhe der gemessenen Werte gibt generellen Aufschluss über das Vorliegen von anormalen Mundströmen. Im 2. Durchgang wird der beim 1. Durchgang auffälligste Zahn gegen alle anderen Metallversorgungen gemessen, woraus sich die Hierarchisierung ergibt.

4.2.2 Material-Belastungen

In den Mund zur zahnärztlichen Therapie inkorporierte Materialien sind grundsätzlich unbiologisch, indem sie körpereigene Substanzen weder in chemischer noch physikalischer Hinsicht gleichwertig ersetzen können. Sie sind primär Hilfsmittel zur Wiederherstellung der Kaufähigkeit, deren Akzeptanz und Toleranz entsprechend der individuellen Kompensationsfähigkeit differieren. Entsprechend materialspezifisch sind die möglichen mitunter sehr drastischen Belastungssymptome. Hierbei muss von herkömmlichen Intoxikationsdefinitionen unterschieden werden.

Das Erkennen von Materialunverträglichkeitszeichen verlangt sowohl die Kenntnis entsprechender homöopathischer Arzneimittelbilder als auch einschlägiger internistischer Symptomatiken, die tatsächlich häufig jedoch nur vordergründig mit zahnärztlichen Materialien unterstellten Gesundheitsstörungen korrelieren.

4.2.3 Amalgam

Gerade in den wissenschaftlich nur schwer zu beurteilenden Diskussionen um die Verträglichkeiten zahnärztlicher Materialien ist die Neigung mancher Patienten besonders ausgeprägt, ihre gesundheitlichen Problematiken ausschließlich auf dentogene Ursachen zu fixieren oder affektive Störungen sublimierend zu übertragen.

Hierbei erfreut sich vor allem die Amalgam-Thematik noch immer einer besonderen Beliebtheit.

Zur Abgrenzung psychischer Übertragungsmuster, von sog. vegetativen Dystonien und ähnlichen eindeutig-unklaren Symptomatiken, sollte generell ein festinstalliertes, strikt pragmatisches ärztliches, systematisches, somatisch fixiertes Procedere erfolgen. Dadurch besteht für den behandelnden Arzt ein Wiederkennungseffekt im strategischen Konzept zur Behandlung weiterer Fälle, für den Patienten ist es ein Beleg der Behandlungsführung, ebenso für andere mitbetroffene Ärzte.

Bei emotional beladenen Themen wie der Amalgam-Problematik sollte man den Patienten aktiv miteinbeziehen, indem er sich während der anamnestischen Phase in den Praxisräumen mit seiner Symptomatik eingehend und verbindlich auseinandersetzt.

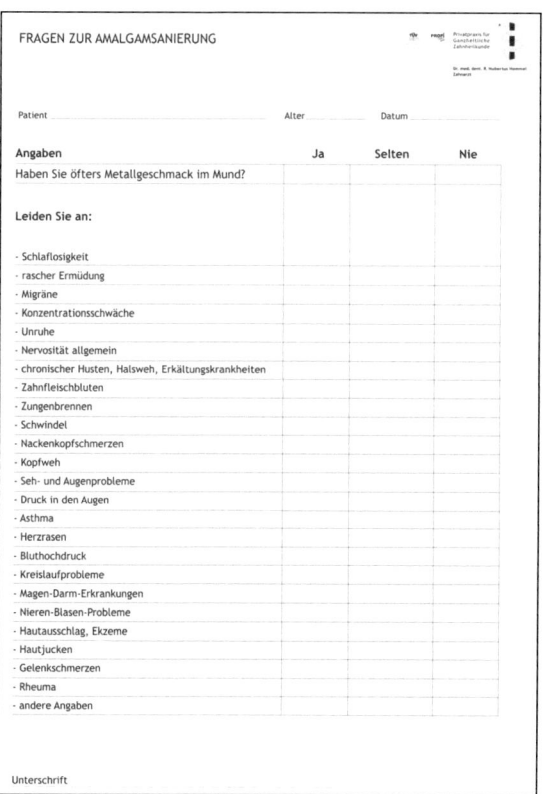

Abbildung 1

Ein Formular, das er unmittelbar nach dem Ausfüllen unterschreibt, führt die am häufigsten vorkommenden und somit typischen Beschwerden; es vereinfacht die Diskussion und hilft, mögliche Kausalitäten zu identifizieren. Die klinische Symptomatik ist tatsächlich weitaus umfangreicher als auf Formular aufgeführt, die Unterschrift des Patienten unterstützt jedoch seine Einbindung in die Verantwortlichkeit gemeinsamen Handelns und dient primär dem Aufbau eines Arbeitsbündnis zwischen Arzt und Patient (s. Abbildung.1).

Grundsätzlich sollten zur *forensischen Absicherung* auch konventionelle Nachweisverfahren eingesetzt werden. Daher besteht eine bewährte Strategie zur Verifizierung einer Amalgambelastung und deren Therapie in der Kombination aus den sich bietenden Möglichkeiten der EAV mit herkömmlichen Methoden.

In der Immundiagnostik bewährt sich zum Nachweis einer Belastung durch Amalgam bzw. durch dessen Mischungsbestandteile vor allem der LTT (Lymphozytentransformationstest), ein in-vitro-Allergietest zum individuellen Nachweis spezifischer T-Lymphozyten. Er wird am Patientenblut vorgenommen, wodurch die zusätzliche stoffliche Exposition mit dem möglichen Allergens entfällt, wie sie beim Epikutantest vorgenommen wird. Da der LTT nur Sensibilisierungen erfasst, kann er nur Hinweise auf einen stattgefundenen Kontakt mit einem bestimmten Antigen geben, jedoch nicht auf Zusammenhänge mit Symptomatiken.

Die Notwendigkeit einer vorherigen oder gleichzeitigen *mesenchymalen Aktivierung* im Zusammenhang mit der *Amalgamsanierung* ergibt sich aus den EAV-Testergebnissen.

Bei der Entfernung der Amalgamfüllungen aus den Zähnen gilt es vor allem, den Patienten, aber auch das mitwirkende zahnärztliche Personal vor weiteren Belastungen zu schützen; hierfür werden in der Literatur verschiedene Vorsichtsmaßregeln beschrieben. In der Diskussion, ob die *Entfernung der Amalgam-Füllungen* rasch oder in größeren Abständen erfolgen soll, sind die Auffassungen geteilt, *M. Daunderer* entwarf die Faustregel „leichte Vergiftung – langsame Sanierung, schwere Vergiftung – schnelle Sanierung". *J. Mutter* empfiehlt dagegen generell die zügige quadrantenweise Entfernung alle 2 – 4 Tage, um ein Ansteigen der Immunzellen und dadurch ausgelöste allergische Reaktionen zu vermeiden.
Grundsätzlich gilt jedoch zu bedenken, dass die Anwesenheit von Amalgam die Anzahl der T-Lymphozyten senkt, als Ausdruck der Belastung des Immunsystems, wobei die Entfernung von Amalgam genau dasselbe bewirkt.
Diskutiert wird der begleitende Einsatz der *Bioresonanz*. Hierbei wird durch das Invertieren herausgebohrter Amalgamfüllungsbestandteile durch die Vermittlung deren zueinander spiegelbildlicher Informationen gemäß *J. Aschoff* über destruktive Interferenz eine Absenkung der bestehenden Amalgambelastung, entsprechend dem Anteil der herausgebohrten Füllungsmengen, unterstellt. **Mit Ausleitung hat dies jedoch wenig zu tun.**

Der Aufwand der *Ausleitung* von Amalgam hängt vom Belastungsgrad ab, der sich hauptsächlich am Quecksilber orientiert. Dessen primär erwähnenswerte Eigenschaft, sich über die Sulfhydryl- und Disulfid-Gruppen von Aminosäuren in Proteine einzulagern und darüber Enzyme und Co-Faktoren zu blockieren, beeinträchtigt nahezu sämtliche physiologischen Funktionen.
Eine ausschließlich homöopathische Ausleitung ist daher **nicht geeignet**, durch den Einsatz von homöopathisch potenziertem Amalgam oder seiner Bestandteile besteht die Gefahr der Verschiebung der schwermetallischen Anteile in die Schwann'schen Scheiden der peripheren Nervenfasern.

Zur Ausleitung eignen sich *chemische, naturheilkundliche* und *orthomolekulare* Präparate. Ihre Anwendung richtet sich nach dem Schweregrad der Belastung sowie der jeweiligen individuellen Verträglichkeit der Mittel. Zu den *chemischen* Medikamenten gehören vor allem Chelatbildner wie EDTA (Ethylendiamintetraacetat), DMPS (Dimercaptopropansulfonsäure) und DMSA (Dimercaptobernsteinsäure). Ihr Einsatz betrifft primär Schwermetall-Vergiftungen. Allerdings eigenen sie sich nicht zur Entgiftung des Zentralnervensystems, da sie nicht die Blut-Hirnschranke überwinden können. Da Chelatbildner nicht nur Schwermetalle, sondern auch Mineralstoffe und Spurenelemente ausleiten, müssen diese therapiebegleitend substituiert werden.

Naturheilkundlich werden Chlorella pyrenoidosa, Knoblauch und Bärlauch sowie Koriander nebeneinander eingesetzt; ihre jeweilige Dosis sollte mit der EAV individualisiert werden, da ihre Wirkungen organisch tiefgreifend sei kann.

Zur *orthomolekularen* Ausleitung wird standardmäßig eine Komposition aus Alpha-Liponsäure, Selenmethionin und Vitamin B-Komplexen verwendet. Alpha-Liponsäure eignet sich vor allem zur Behandlung von Polyneuropathien; da sie die Blut-Hirnschranke passieren kann, lässt sie sich zur Ausleitung von Schwermetallen einsetzen. Selenmethionin ermöglicht eine höhere Bioverfügbarkeit als anorganische Selenverbindungen, die sich durch die Gabe von Vitamin C Ester noch verstärken lässt. Im Vitamin B-Komplex wirkt vor allem Vitamin B 6 einem Selenmangel entgegen, wie er häufig bei Quecksilberbelastungen auftritt. In der EAV werden diese drei Komponenten Alpha-Liponsäure, Selenmethionin und Vitamin-Komplex oral verordnet, generell können sie allerdings auch als industriell angeliefertes Kit infundiert werden.

Cutler sieht zusätzlich grundlegenden Bedarf in der Zufuhr von Vitamin C (4-12g), Vitamin E (1000iU), Beta Carotin (~15mg), Magnesium (250-750mg), Zink (20-50mg), Leinöl (3EL), Borretschöl (1-2TL), Mariendistel Extrakt (3 x 200 mg). Gegebenfalls kann noch erforderlich sein: Chrom Piccolinat (4x200mg), Coenzym Q10 (100-400mg), Methylcobalamin (Vit. B12, 1000ug) und für spezielle Zwecke: Forskolin, DHEA, Hydrocortisol, ergoloid mesylate (Hydergin, Orphol).

Der abschließende EAV-Test dient der Überprüfung nach vollzogener Ausleitung noch bestehender Amalgambelastungen (s. Abb.2).

Bis vor einigen Jahren war Amalgam die Regelversorgung für kariös geschädigte Zähne, noch immer ist sie Bestandteil der universitären Ausbildung. Die Bereitschaft der Patienten hierfür nimmt jedoch ab, nicht zuletzt aus ästhetischen Gründen; bei der Mundöffnung sollen weiße Zähne zu sehen sein. Viele Zahnärzte nehmen die ästhetischen Ansprüche auf, entsprechend hochwertig sind die Kunststoff-Füllungen.

Generell ist die Gesellschaft gesundheitsbewusster geworden und steht Umwelteinflüssen zunehmend kritisch gegenüber. Dies gilt auch für die Politik. Anfang Oktober 2013 wurde in der japanischen Stadt Minamata die „Minamata Convention" unterzeichnet, zur weltweiten Reduktion der Quecksilberemission in die Umwelt. Mittlerweile wurden zahnärztliche Füllungskunststoffe als nahezu gleichwertige Alternative zum Amalgam entwickelt.

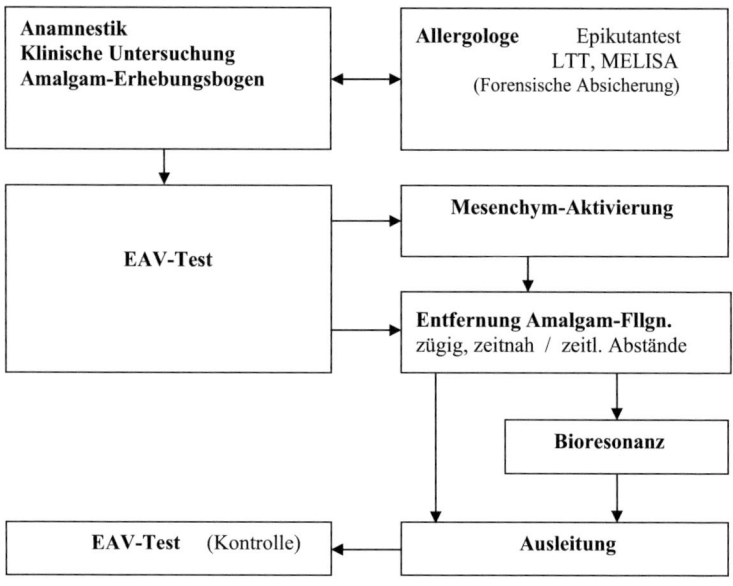

Abbildung 2

Sollte der finale EAV-Test noch immer eine Amalgambelastung nachweisen, so ist entweder keine adäquate Ausleitung erfolgt, oder es befinden sich noch *versteckte Amalgame* in der Mundhöhle, unter Kronen, Gussfüllungen oder Füllungen aus amalgamalternativen Werkstoffen. Persistierende Belastungen lassen sich über einen Stromreiz an den verdächtigen Kronen oder deren Odonton nachweisen.

Die Modelle der EAV-Messgeräte werden ständig weiterentwickelt, dies gilt auch für die Verabreichung des Stromreizes. Die im Folgenden beschriebene Vorgehensweise bezieht sich auf das Gerät SL1, ein sehr komplexes Gerät, das jedoch aktuell nicht mehr hergestellt wird. Für die neueren EAV-Messgeräte gibt es modellspezifische Beschreibungen.

Zum *Stromreiz* wird der Hauptschalter des EAV-Messgerätes in Stellung „Leitwert" gebracht, der „Intensitätsregler" auf ca. 20 Vs eingestellt, der „Frequenzumschalter" auf „Festfrequenz" gestellt, der „Polaritätsschalter" auf „tonisieren" gerichtet, und der „Frequenzeinstellregler" auf 10 Hz gestellt. Mit dem Messgriffel wird direkt anschließend über die Therapietaste für etwa 2 Sekunden über einen Stromstoß ein „Zahnreiz" gesetzt, bukkal und palatinal/lingual am entsprechenden Zahn.

Vor dem Stromreiz muss an allen Messpunkten (s. Tab.11) Ausgleich bestehen durch Testampullen von Amalgam bzw. dessen Komponenten, in der D6 oder D8.

Können die nach dem Stromreiz veränderten Werte durch amalgam-bezogene Testampullen niederer Potenz erneut ausgeglichen werden, besteht eine Belastung durch Amalgam, bezogen auf den gereizten Zahn.

Der Stromreiztest zum Nachweis *versteckter Amalgam* ist nach neueren Erkenntnissen nicht unbestritten, da bei hochallergischen Patienten mögliche Schockreaktionen nicht ausgeschlossen werden können.

J. Thomsen empfiehlt zur Verifizierung einer Amalgambelastung die Testung der 6 Kiefermesspunkte sowie zusätzlich als Minimum 4 Lymphgefäßmesspunkte, die im Einzelfall um die hierfür jeweils relevanten Messpunkte zu erweitern sind.

Die Kiefermesspunkte werden aktuell nur noch ausnahmsweise eingesetzt. Der Nachweis erfolgt an einer standardisierten Punkteauswahl an Händen und Füßen, erweitert um individuelle fallweise wichtige Punkte (s. Tab.11).

Messpunkte zur Verifizierung einer Amalgambelastung	
Lymphgefäß	1., 1.1., 1.2., 1a., 2., 3.
Lungenmeridian	10d.
Nervendegenerationsgefäß	1a.
Allergiegefäß	1a., (3)
Endokriner Meridian	1.
Herzmeridan	8c.
Dünndarmmeridian	1.
(Magenmeridian	44c.)
(Nierenmeridian	2a)
Alle Kontrollmesspunkte an Händen und Füßen / alle Anfangs- bzw. Endpunkte der Meridiane und Energiegefäße n. Voll.	
Für den Individualfall sich aus dem Beschwerdebild ergebende relevante Messpunkte.	

Tab. 11

Der *Nachweis von Belastungen* durch Amalgam oder seine Bestandteile erfolgt durch homöopathisch aufbereitete Testampullen in verschiedenen Potenzstufen, als Einzel- oder Serienpackungen. Hierbei wird von der zum Ausgleich des Messpunktes erforderlichen Potenz auf den Belastungsgrad geschlossen: je niedriger die Potenz und je mehr Ampullen hiervon zum Einsatz kommen, desto stärker die Belastung.

Somit lässt sich die Belastungsintensität über die jeweilige Potenz der entsprechenden Testampulle interpretieren.

Hierbei gilt der Ausgleich durch die niedrigst verfügbare *Potenz* der *D6* als *toxische Inkompatibilität*, der Einsatz der *Potenzen D12 und D15* als Nachweis einer eher *allergisierenden Belastung*, und der von *Potenzen oberhalb* der *D15* als Beleg einer schon *länger zurückliegenden Belastung*.

Die zur Testung erforderlichen Mittel stehen als Ampullen bzw. im computerisierten Testprogramm zur Verfügung (s. Tab.12).

Die Auswahl der einzusetzenden Organpräparate und homöopathischen Drainagemittel bestimmt das Beschwerdebild des jeweiligen Patienten.

Testampullen für die EAV-<u>Diagnostik</u> einer Amalgambelastung		
Potenzierte Amalgame		
	ZW 20	Kupferamalgam
	ZW 21	Silberamalgam
	Sdf.	Non - γ - 2 Amalgam
Potenzierte Bestandteile des Amalgams		
	HM 48	Argentum metallicum
	HM 79	Cuprum metallicum
	HM 31	Mercurius solubilis H.
	HM 8	Stannum metallicum
	HM 35	Zincum metallicum

Tab. 12

4.2.4 Dentallegierungen

In Zähne eingesetzte und zur Wiederherstellung der Kauleistung in die Mundhöhle eingebrachte Materialien können nicht generell verträglich sein. Daher erfüllen Dentallegierungen nur scheinbar die ihnen zugeschriebenen universell biologischen Unbedenklichkeiten und Allverträglichkeiten. Nach Ansicht der DGZMK (Deutsche Gesellschaft für Zahn-, Mund- und Kieferheilkunde) ist jedoch „Ein routinemäßiger Allergietest vor einer zahnärztlichen Versorgung - und das gilt für alle Dentalwerkstoffe, nicht nur für Legierungen – (ist) nicht zu empfehlen."

Je nach Zusammensetzung ihrer Bestandteile werden Dentallegierungen unterschieden in edelmetallhaltige, edelmetallreduzierte sowie edelmetallfreie, wobei zumindest die edelmetallhaltigen über ein ganz charakteristisches Schwermetall verfügen, das Gold. Außerdem kommt ein Großteil ihrer Legierungsbestandteile im Amalgam ebenfalls vor, weshalb im Großen und Ganzen für den Nachweis materialbedingter Imponderabilitäten ähnliche Regeln gelten, wie zur Überprüfung von Amalgambelastungen.

Bei der Entfernung von Dentallegierungen sind Schutzmaßnahmen für Patient und zahnärztliches Personal wie beim Ausbohren von Amalgamfüllungen, nicht erforderlich.

Wesentliche Unterschiede liegen vor allem in den toxikologischen Wirkungsbildern, der Organotropie und den Leitsymptomen sowie den klinischen Symptomen der einzelnen Metalle. Grundsätzlich gibt es jedoch immer zu bedenken, dass alle vom Patienten geschilderten Beschwerden auch mit anderen Krankheitsursachen korrelieren können.

Generell nehmen Intoleranzen gegenüber metallischen dentalen Werkstoffen zu, nicht zuletzt durch umweltbedingte Dauerexpositionen, wie z.B. Palladium- und Platinbeschichtungen in den KFZ-Katalysatoren, Titanverreibungen in Kosmetika und Medikamenten. Daher sollten in der Folge nach hohen Amalgambelastungen Metallversorgungen grundsätzlich vermieden werden, auch bei stimmiger Verträglichkeitstestung. Mit der Entdeckung der Vollkeramikversorgungen, vor allem von Zirkonoxyd, wird über eine bevorstehende grundsätzliche Abkehr von metallischen Versorgungen in der Zahnmedizin nachgedacht. Dies scheint die Inkorporation von Metall in den Kieferknochen durch Titan-Implantate jedoch kaum zu tangieren.

Modische Trends scheinen dagegen von Verträglichkeitsüberlegungen der Verbraucher unbelastet, obwohl durch metallischen gepiercten Körperschmuck sowohl herkömmlich allergische als auch regulative Störungen deutlich zunehmen.

Die bereits dargestellte Mundstrommessung dient bei ausschließlicher Versorgung von Dentallegierungen neben der Überprüfung von die EAV-Messungen beeinträchtigenden galvanischen Strömen und der Kontrolle der Arbeitskorrektheit des zahntechnischen Labors, dem Ausschluss der bereits genannten Folgen für das Grundsystem, und bestimmt somit die Entfernung derjenigen Metallarbeit, die sich als stärkster Störfaktor erweist. Bei einer regelrechten Verarbeitung der Legierungen sollten die Messwerte unter $50mV$ und unter $1\mu A$ liegen.

Nach *J. Thomsen* stehen Nervensystem und Endokrinium in besonderer Relation zur Tolerierung von Dentallegierungen, entsprechend manifestiert sich auch die Auswahl der Messpunkte. Auch hier empfiehlt *J. Thomsen* die Testung der 6 Kiefermesspunkte, außerdem zusätzlich des Ganglion pterygopalatinum; diese Messpunkte werden aktuell nur noch ausnahmsweise eingesetzt. Der Nachweis erfolgt üblicherweise an einer standardisierten Punkteauswahl an Händen und Füßen, erweitert um individuelle fallweise wichtige Punkte (Tab.13).

Messpunkte zur Verifizierung einer Belastung durch Dentallegierungen	
Lymphgefäß	1., 1.1., 1.2., 1a., 2., 3.
Nervendegenerationsgefäß	1a.
Allergiegefäß	1a., 1b., 2, 3
Endokriner Meridian	1., 1b., 2., 3.
Dünndarmmeridian	1.
Alle Kontrollmesspunkte an Händen und Füßen / alle Anfangs- bzw. Endpunkte der Meridiane und Energiegefäße n. Voll.	
Für den Individualfall sich aus dem Beschwerdebild ergebende relevante Messpunkte.	

Tab. 13

Im EAV-Test bestimmt, ähnlich dem Amalgambelastungstest, die Anzahl der niedrigsten zum Ausgleich erforderlichen Potenzen der jeweiligen Testampulle das Maß der Belastung. Somit bedeutet eine Messwertverbesserung/Ausgleich durch *1 Ampulle D6 eine Belastung*, durch *2 Ampullen D6 eine starke Belastung*, durch *3 oder mehr Ampullen D6 eine extreme Belastung*, durch die *D12 und höhere Potenzen* eine *abnehmende Belastung*.

Ein Ausgleich an zwei oder mehreren Energieleitbahnen, vor allem aber am endokrinen Meridian und Nervendegenerationsgefäß, ist Ausdruck einer *Störung mit übergeordneter Steuerungsfunktion*.

Auf diese Weise lassen sich nacheinander möglicherweise gleichzeitig im Mund vorhandene verschiedene Legierungstypen austesten.

Die erforderlichen therapeutischen Maßnahmen bestehen, wie beim Amalgam, vor allem in der Entfernung des Materials und begleitenden ausleitenden Maßnahmen, entsprechend den materialspezifischen Unterschieden. Auch hier bestimmt das Beschwerdebild des jeweiligen Patienten die Auswahl der einzusetzenden Organpräparate und homöopathischen Drainagemittel.

Grundsätzlich sind die zum Nachweis einer Materialbelastung eingesetzten tiefen Potenzen nicht zur Therapie geeignet, ihr stofflicher Anteil würde zur Kumulierung der Beschwerden führen!

Entsprechend der sich häufig manifestierenden Belastungen durch materialinduzierte Unverträglichkeiten besteht die Notwendigkeit von *Materialverträglichkeitstestungen* vor der Planung zahnärztlicher Versorgungen. Diese wird mit Nativstoffen vorgenommen; daher empfiehlt es sich, Prüfkörper aus Dentallegierungsbestandteilen zu sammeln oder vom Patienten Proben des von seinem Zahnarzt präferierten Materials mitbringen zu lassen, um sich einen prothetischen Testkasten aufzubauen,.

Vor dem Testablauf sollte sichergestellt sein, dass sich kein Amalgam und möglichst überhaupt kein Metall im Mund befindet, um Beeinträchtigungen der Testergebnisse durch Amalgambelastungen, unverträgliche Metalle und Legierungsbestandteile sowie Mundströme zu vermeiden. Modellgussteilprothesen sollten 24 Stunden vorher herausgenommen werden.

Der *Verträglichkeitstest* erfordert den vorherigen Ausgleich der zur Messung vorgesehenen Messpunkte mit positiv gleichgerichteten Kippschwingungsimpulsen, oder mit Organpräparaten bzw. Homöopathika, jedoch nicht mit Nosoden.

Die Messpunkte entsprechen denen der Belastungstestung (s. Tab.13). Anschließend werden die Prüfkörper auf die Wabe gelegt. Wird das Material vertragen, bleibt der Ausgleich bestehen, andernfalls wird sich der Wert verändern mit Zeiger-Hochstand, -Schnellen, -Abfall.

Auf diese Art lassen sich auch fertiggestellte prothetische Arbeiten vor der Eingliederung überprüfen, im Sinne einer Qualitätskontrolle. Zusätzliche Belastungen durch Legierungsbestandteile reagieren auf die entsprechenden potenzierten Testampullen.

Die zur Testung erforderlichen Mittel stehen als Ampullen bzw. im computerisierten Testprogramm zur Verfügung (s. Tab.14).

Generell sollte vor einem Materialverträglichkeitstest zuerst die Regulationsfähigkeit verbessert werden, um zu vermeiden, dass bei sich weiter verschlechternder Immunsituation die Verträglichkeit eines vorher als passend getesteten Materials kippt.

Testampullen für die EAV-Diagnostik einer Belastung durch Dentallegierungen	
Edelmetalle	**Nicht-Edelmetalle**
HM 50 Aurum metallicum HM 48 Argentum metallicum HM 115 Palladium HM 69 Platinum metallicum Indium metallicum Iridium metallicum Rhodium metallicum Ruthenium metallicum	HM 216 Cobaltum metallicum HM 79 Cuprum metallicum HM 104 Ferrum metallicum HM 8 Stannum metallicum HM 35 Zincum metallicum TR 111 Cadmium metallicum TR 36 Gallium metallicum TR 60 Molybdaenum metallicum TR 67 Niccolum metallicum Aluminium metallicum Berrylium metallicum Chromicum metallicum Tantalum metallicum Titanium metallicum Wolframium metallicum
ZW 19 Zahngold ZW 27 Palladium-Silber-Legierung	ZW 22 Chrom-Kobalt-Molybdän-Legierung Sdf. Kobalt-Chrom-Legierung ohne Beryllium Sdf. Nickel-Chrom-Gallium-Molybdän o. Ber. Sdf. Nickel-Chrom-Beryllium-Legierung
Die Testampullen Sdf. Degu, Sdf. Keramik-Gold sind nicht aktuell.	

Tab. 14

4.2.5 Prothesenkunststoffe

Die Beschwerden bei Unverträglichkeiten von Prothesenkunststoffen sind verhältnismäßig unspezifisch, sie lassen sich im klinischen Bild häufig nicht von Teilsymptomen systemischer Erkrankungen, Mangelsymptomen und sonstigen gesundheitlichen Störungen eindeutig unterscheiden.

Unverträglichkeiten können durch Funktionsstörungen durch die Prothese verursacht werden, durch Restmonomerabgaben neuangefertigter Prothesen, durch Prothesenpflegemittel, aber auch psychogen in der Ablehnung des Fremdkörpers im Intimbereich Mund, und natürlich durch eine allergologisch abgeklärte manifeste Allergie.

Beim EAV-Test gibt es zwei Möglichkeiten der Unverträglichkeitstestung: entweder verbleibt die *Prothese* für die Dauer des Testes weiter *im Mund* oder sie wird bereits *am Vorabend herausgenommen*.

Befindet sich die Prothese *während des Testes im Mund*, können die Messwerte sehr hoch sein; Werte von über 90 Skalenteilen sind nach R. *Voll* Ausdruck einer allergischen Belastung. Im anschließenden Resonanztest dienen die Anzahl und die Tiefe der zum

Ausgleich erforderlichen Potenzen der eingemessenen Testampullen als Gradmesser der Belastung.

Erscheint der Patient *ohne Prothese* zum EAV-Test, wird zuerst über die Testampullen der Ausgleich erstellt. Anschließend wird die Prothese auf die Wabe gelegt; treten beim Messen Messwertveränderungen auf, ist dies ein Hinweis auf eine Unverträglichkeit. Hierauf wird wieder mit Testampullen ausgeglichen, sodann die Prothese in den Mund eingesetzt. Treten daraufhin erneut Verschlechterungen der Messwerte auf, ist dies ein weiterer Hinweis auf Unverträglichkeit. Durch dieses stufenweise Vorgehen können die verschiedenen Belastungsgrade differenziert werden.

Die Auswahl der *Messpunkte* erfolgt nach den allergisch und neuralgisch dominanten Beschwerden und entspricht dem Minimum. Eine generelle Fixierung von Messpunkten für sämtliche Verträglichkeitsmessungen ist wegen derwegen der Wirkungsrichtung der verschiedenen Materialgruppen nicht sinnvoll. Die von *J. Thomsen* empfohlenen sechs Kiefermesspunkte werden aktuell nur noch ausnahmsweise eingesetzt, der Belastungsnachweis erfolgt üblicherweise an einer standardisierten Punkteauswahl an Händen und Füßen, erweitert um individuelle, fallspezifisch wichtige Punkte (s. Tab.15).

Messpunkte zur Verifizierung einer Belastung durch Prothesenkunststoffe	
Lymphgefäß	1., 1-1., 1.2., 1a., 2., 2a., 3.
Nervendegenerationsgefäß	1a., 1b., 2., 3.
Kreislaufmeridian	9., 7a-1.
Allergiegefäß	1., 1b., 2, 3
Für den Individualfall sich aus dem Beschwerdebild ergebende relevante Messpunkte.	

Tab. 15

Die zur Testung erforderlichen Mittel stehen als Ampullen bzw. im computerisierten Testprogramm zur Verfügung (s. Tab.16).

Testampullen für die EAV-Diagnostik einer Belastung durch Prothesenkunststoffe					
ZW	16	Acrylat	TR	57	Sdf Lux
ZW	17	Autoacrylat			Sdf Methylmethacrylat
ZW	18	Vinylpolymerisat			Sdf Palad

Tab. 16

4.2.6 Nichtmetallische Füllungsmaterialien/Befestigungszemente

Im zahntechnischen Labor hergestellte Versorgungen, die in Zahnfüllungen inkorporiert oder auf Zähne aufgesetzt werden sollen, müssen für eine möglichst dauerhafte Verbindung zementiert oder geklebt werden. Je nach erforderlicher konservierender Versorgung werden diese Zemente oder geringfügige chemische Abwandlungen der zum Einkleben einzusetzenden Kunststoffe auch als Füllungsmaterialien angewendet.

Belastungen durch *Zemente* sind selten, dies gilt jedoch nicht für deren Zusätze. So kann z.B. das traditionell als Zahnheilmittel verwendete Nelkenöl das Vegetative Nervensystem und die vegetativen Plexus der Bauchorgane toxisch belasten sowie hypertonisieren. Aufgrund zudem häufig auftretender irreversibler Pulpenschädigungen sollte es nur noch selektiv im schmerzstillenden Notfalleinsatz verwendet werden. Ähnliches gilt für Cortisonbeimischungen.

Zahnfarbene *Kunststofffüllungen* (*Composits*) haben sich in der konservierenden Zahnheilkunde als Zahnfüllmaterialien monopolisierend etabliert. Dies hat weniger mit gesundheitlichen Bedenken gegen das traditionelle Füllungsmaterial Amalgam als mit steigenden ästhetischen Ansprüchen der Patienten zu tun. Dank ihrer chemo-physikalischen Eigenschaften verfügen Composits über so ausgedehnte Anwendungsvariationen, dass sie in irgendeiner Form in nahezu jedem Mund vorhanden sind. Verallgemeinernd bestehen sie im Wesentlichen aus einer organischen Matrix aus (Di)-Meth-Acrylaten und darin eingebetteten anorganischen Füllmaterialien wie z.B. Quarze, Keramik, Gläsern, sowie Zusätzen wie Stabilisatoren, Accelleratoren usw. zur Initiierung chemischer Reaktionen unter Mundmilieubedingungen. Die Matrix unterteilt sich wiederum in schwere Basismonomere, meistens dem BisGMA (Bisphenol-A-(di)-methacrylat) oder dem selteneren UDMA (Urethan-di-methacrylat), und in leichte Comonomere, in der Regel dem TEGDMA (Triethylen-glycol-dimethacrylat) oder dem HEMA (Hydroxy-ethyl-methacrylat). Nach den im Mund ablaufenden chemischen Reaktionen verbleiben Restmonomere mit möglichen hieraus resultierenden allergischen Reaktionen bzw. systemischen und toxischen Auswirkungen, sowie Reizungen der Zahnpulpa bis zur chronischen Pulpitis und Gangrän. Composits sind zwar in-vitro-Untersuchungen auf Zyto- und Genotoxizität getestet, jedoch sagen auch hier deren Ergebnisse nichts Verbindliches über ihre individuelle Verträglichkeit aus.

Nach *J. Thomsen* stehen neurotoxische Belastungen im Vordergrund, bei mittlerweile modifizierter Punkteauswahl (s. Tab.17).

Messpunkte zur Verifizierung einer Belastung durch nichtmetallische Zahn-Füllungsmaterialien/Befestigungszemente	
Lymphgefäß	(1., 1-1., 1.2., 1a.) 2. (2a., 3.)
Nervendegenerationsgefäß	1a., 3., 3a., 4.
Kreislaufmeridian	9., 7a-1.
Nierenmeridian	1., 1-3.
Messpunkte an Händen und Füßen für die vegetativen Plexus der Organe	
Für den Individualfall sich aus dem Beschwerdebild ergebende relevante Messpunkte.	

Tab. 17

Besonders nebenwirkungsaktiv sind die zur Haftungsoptimierung der Kunststoffe am Zahndentin eingesetzten *Bonder*. Mehrere Studien belegen direkte Auswirkungen des im Bonder enthaltenen TEGDMA und HEMA auf die Zahnpulpa. Hinzu kommen Hemmungen des gesamten Energiestoffwechsels über Beeinflussung der Glucogenese, Funktionsstörungen treten somit bevorzugt an der Niere auf. Hieraus folgt die Notwendigkeit, die Niere in den EAV-Test miteinzubeziehen.

Die zur Testung erforderlichen Mittel stehen als Ampullen bzw. im computerisierten Testprogramm zur Verfügung (s. Tab.18).

Testampullen für die EAV-Diagnostik einer Belastung durch nichtmetallische Zahn-Füllunsmaterial					
ZW	40	Zincum oydatum	ZW	41	Phosphatzement
ZW	42	Carboxylatzement	ZW	43	Comp. Füllmaterial
Q	23	Methylaethylketon	HM	53	Caryophyllus
		Sdf Glasfaserzement			Sdf Isobuttersäure
		Sdf Isos			Sdf Johnadap
		Sdf Kata			

Tab. 18

4.2.8 Wurzelfüllmaterialien/toxische Eiweißstoffe

Nervtote Zähne sind entweder die Folge eines Unfallgeschehens, iatrogen bedingt oder Endzustand der kariösen Karriere eines Zahnes. Der Trend zur Zahnerhaltung führt verstärkt zur zahnärztlich initiierten und gesteuerten Devitalisierung von ansonsten nicht mehr erhaltungswürdigen Zähnen bzw. zur kontrollierten Versorgung bereits devitaler Zähne, als Eingriff in deren Wurzelkanalsystem. Wichtigste Bestandteile dieser *Wurzelbehandlungen* sind Aufbereitung, Reinigung, Desinfektion und anschließender bakteriendichter Verschluss dieser Kanäle. Zu deren Reinigung werden verstärkt verschiedene, teilweise hydrodynamisch technisierte Spülungen bis hin zur Elektrophorese vorgenommen, bei der eine Kupfer-Calciumhydroxid-Lösung in die aufbereiteten Wurzelkanäle eingebracht wird, um dann Ionen dieser Lösung über einen kontinuierlichen Stromfluss von 0,2 – 1,5 mA in schwer erreichbare Ramifikationen zu transportieren und diese zusätzlich zu desinfizieren. Sowohl die zu Spülungen als auch zur abschließenden Wurzelfüllung verwendeten Materialien sind unterschiedlich zytotoxisch bzw. gewebereizend. Auf diese Weise nehmen Belastungen auf der chemischen und strukturellen Ebene zu. Verschiedene Studien belegen zudem generell persistierende Bakterienbesiedlungen nach lege artis vorgenommenen Wurzelbehandlungen durch die topographisch bedingte Unmöglichkeit der vollständigen Desinfektion des Wurzelkanalsystems.

Nach *J. Thomsen* können von einem wurzelgefüllten Zahn über einen odontogenen Herd energetische Fernwirkungen auf die ihm auf der homolateralen Seite zugeordneten Meridianpaare resultieren sowie übergeordnete Belastungen durch Fehlsteuerungen mehrer Energieleitbahnen ausgehen, durch die zu seiner Wurzelbehandlung eingesetzten Chemikalien und die toxischen Zerfallsprodukte des denaturierten Eiweiß in der Zahnsubstanz (s. Tab.19).

Die zum Nachweis der bei der Wurzelbehandlung eingesetzten Materialien erforderlichen Messungen werden an den hierzu üblichen Punkten vorgenommen, auf die Nachweismethodik eines odontogenen Herdgeschehens wird später (S. 45 ff) eingegangen werden.

Testampullen für die EAV-Diagnostik einer Belastung				
Wurzelfüllmaterial			**Medikamente/Wirkstoffe**	
TR	56	Sdf. L-Paste	HM	53 Caryophyllus
TR	71	N2	P	5 Cortison
		Sdf. Endomet	P	12 Jodoformium
		Sdf. Glasfaserzement	P	21 Formaldehyd sol.
		Sdf. Wurzelfüllmittel	ZW	40 Zincum oxydatum
				Sdf. Devit
toxische Eiweißzerfallsprodukte				
Sto	52	Mercaptanum		
Sto	54	Thioäther		

Tab. 19

4.2.9 Allopathische Medikamente

Der ungezielte und oft aus vorauseilenden forensischen Befürchtungen erfolgende Einsatz von Antibiotika führt nicht nur zu zunehmenden Resistenzen pathologischer Keime, sondern auch zu Dysfunktionen sämtlicher endokrinen Drüsen, sowie zu Dysbiosen, Funktionsstörungen und Schädigungen des Verdauungssystems. Kopfherde werden häufig nach Antibiotika-Einsatz scheinbar toleriert, aufgrund medikamentös induzierter autoregulativer Schwächen im zugeordneten Subsystem. Ähnliches gilt für Glucocorticoide, die durch Autoimmunsuppression einen EAV-Test von vornherein blockieren können. Bei Cortisondauermedikationspatienten kann manchmal der Ausgleich mit niedrigen Potenzen während des Testvorganges die Regulationsstarre lösen.

Im Bemühen um postoperativ keimfreies Wundgebiet werden mitunter zusätzlich stark desinfizierende, teilweise neurotoxische Mittel eingesetzt (s. Tab.20).

Testampullen für die EAV-Diagnostik von Belastung durch zahnärztliche allopathische Medikamente					
P	1	Penicillinum	P	3	Streptomycinum
P	4	Sulfanilamidum	P	5	Cortison
P	6	Tetracyclinum (Achromycin)	P	7	Chlortetracyclin
P	11	Chloramphenicol	X		Erytromycin
Sdf.		Spiramycin (Selectromycin)	Sdf.		Ampicillin
Sdf.		Batri			
P	12	Jodoformium	P	21	Formaldehyd sol.
P	24	Chloroform	P	25	Chlorkampfermenthol
P	29	Creosolum			
HM	14	Kreosotum	HM	49	Arsenicum album
HM	343	Balsamum peruvianum	HM	370	Mentha piperita
Sdf.		Tand-Cr (Tanderil)			

Tab. 20

4.3 Odontogene Herde

Odontogene Herde können sowohl *allgemeine* als auch *gezielte Irritationen* verursachen (s. Tab.2, s. Tab.3 und s. Tab.6, sowie S.12-22) als Komponenten eines plurikausalen Synergismus. Der Nachweis der *Priorität* von Herden im Zahn-Mund-Kiefer-Bereich in der Gesamtpathogenese eines chronischen Krankheitsgeschehens kann sich daher als schwierig erweisen, weshalb ein standardisiertes Vorgehen strategisch sinnvoll ist (s. Abb. 3).

J.Thomsen empfiehlt zur EAV-Testung eine definierte Auswahl von Messpunkten, die entsprechend dem jeweiligen Fall zu erweitern sind. Dies erweist sich vor allem dann als sinnvoll, wenn es um den primären Nachweis eines Kopfherdgeschehens schlechthin geht.

Um allerdings zur Ätiologie eines vorliegenden Krankheitsfalles vorzudringen und Prioritäten möglicher Zahn-Mund-Kiefer-Problematiken zur Gesamtgesundheit abzuklären, sollte als Basis ein Übersichtstest vorgenommen werden. Die Anamnestik erleichtert die Interpretation der Messwerte. Die im darauffolgenden Resonanztest zur Herdidentifikation ermittelten Nosoden bestätigen abschließend durch den Ausgleich der im Basistest auffälligen Werte die Wahrscheinlichkeit einer Regulationsstörung durch einen odontogenen Herd.

Grundsätzlich wird ein Herd definiert durch seine Fernwirkung auf sein Bezugsorgan, andernfalls handelt es sich nur um eine lokale odontogene Störung. Umgekehrt dokumentieren Fernwirkungen Schwächen im Immunverhalten. Deshalb muss vor einer geplanten chirurgischen Intervention durch die gezielte therapeutische Stabilisierung des Immunsystems ein Herd zu einem lokal begrenzten Störfeld reduziert werden.

Es gilt also abzuklären, ob Regulationsstörungen vorliegen, ob es pathologische Geschehen gibt, ob diese odontogenen Bezug haben, ob hierbei ein Herdcharakter besteht, welchen Stellenwert dieser innerhalb eines möglichen Kopfherdes einnimmt, und welche Priorität diesem in der Gesamtpathogenese zukommt.

Grundsätzlich stehen odontogene Beherdungen in der Kopfherdbelastung an erster Stelle. Bestehen allergische Situationen, sind diese vor einem Herdtest zu bereinigen, da sie immunologisch belasten, unter dem Aspekt des möglichen Überganges einer Allergie zur Autoimmunerkrankung.

Störfaktoren mit übergeordneter Steuerungsfunktion können mehrere Subsysteme gleichzeitig unterschiedlich stark beeinträchtigen (s. Tab.2 auf S. 8, s. Tab.5 auf S.11), sind somit einem nur auf ein Subsystem gerichteten Herdgeschehen übergeordnet und sollten daher vor einer Herddiagnostik beseitigt werden.

Hinweis auf ein Herdgeschehen geben erhöhte Messwerte mit evtl. Zeigerabfall (ZA) an etablierten Standardpunkten (s. Tab.21):

herdspezifische Messwert-Charakteristika	
Messpunkt	**Qualität des Messwertes**
Hypothalamus	82 – 88
Lymphgefäß 2	82 - 88
entspr. Kiefer MP Kieferabschnitt MP	82 – 88 mit ZA
Milzmeridian 1	hoch mit ZA

Tab. 21

Die Diagnose und Therapie von Regulationsstörungen durch odontogene Herde werden auch bei sich überlagernden Symptomatiken durch strategische Rahmenbedingungen erleichtert, zudem wird ein für alle Kopfherdtests verbindliches einheitliches Procedere das Verständnis eines möglicherweise nachfolgenden Behandlers für den bisherigen Behandlungsweg und dessen Fortführung fördern (s. Abb. 3).

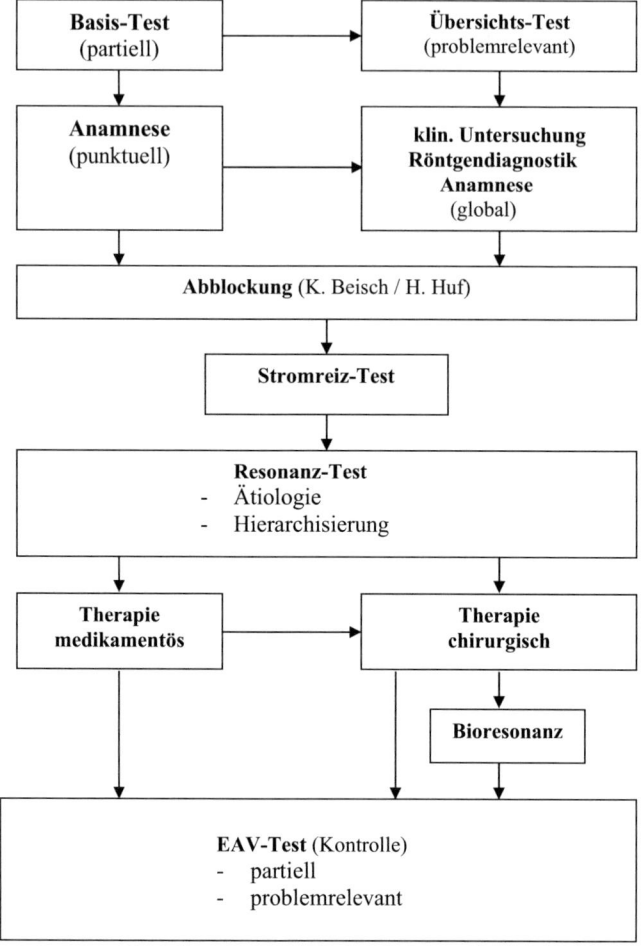

Abbildung 3

4.3.1 Abblockung

Die *Abblockung* nach *K. Beisch* und *H. Huf* wird ausschließlich bei Kopfherden angewendet, zur Differenzierung odontogener Pathologien von anderen Kopfherdsymptomatiken und deren Wertigkeit sowie zur Stabilisierung der Messwerte im Lymphgefäß während des Testablaufes. Ausnahmsweise kann sie zudem im Milzmeridian zum Nachweis geopathischer Belastungen eingesetzt werden, dort liegen die Messpunkte ähnlich eng beieinander im lymphatischen Bereich.

Das Austesten des Kopfherdgeschehens erfasst den gesamten Lymphstrom über die initialen Lymphstrombahnen mit interstitiellen Flüssigkeiten zur Ver- und Entsorgung von Bindegewebezellen und dem Transport durch den Organismus zirkulierender Substanzen und Zellen, bis zur eigentlichen Lymphbildung und Anteilen des lymphatischen Zellsystems. Das *Lymphgefäß n. R. Voll* lässt sich hierbei hilfsweise als ein Rohr mit bioenergetischem Fluss vorstellen (s. Abb. 4).

Eine besondere Bedeutung in der Identifizierung odontogener Kopfherde hat im Testvorgang der Messpunkt *Ly2 (5. Lymphgefäßmesspunkt)*; er wird gerne als „Zahnmesspunkt" bezeichnet, ist tatsächlich aber zuständig für den Lymphabfluss von Ober- und Unterkiefer. Eine Veränderung seines Messwertes kann daher sowohl aus Bereichen oberhalb des Oberkiefers resultieren als auch mit dem Oberkiefer und dessen Zähnen zusammenhängen. Ebenso kann sein Messwert vom Lymphabfluss im Untergesicht und Halsbereich beeinflusst werden, wie auch durch den Unterkiefer und dessen Zähnen.

Es gilt also abzuklären, ob der Messwert des Messpunktes Ly2 tatsächlich nur die odontogene Situation spiegelt oder andere Kopfherdsymptomatiken erfasst.

Zur *Ätiologie des Kopfherdgeschehens* zählen in der Reihenfolge ihrer Topographie grundsätzlich die 4 Lymphgefäßmesspunkte Ly1.1 (Lymphabfluss Ohr), Ly1-2 (Waldeyerscher Rachenring), Ly2 (Lymphabfluss Ober-/Unterkiefer), Ly3 (alle Nasennebenhöhlen).

Durch die Nähe der Punkte zueinander und durch die generell starken Beziehungen zwischen Herden und Punkten bei intensiver Durchlymphung im Kopfbereich können sich die Messpunkte gegenseitig beeinflussen, dies soll durch die Abblockung vermieden werden.

Bei der *Abblockung* werden nach der ersten Messung die Punkte *Ly1.2* und *Ly3* mit den ihnen jeweils entsprechenden Organpräparaten ausgeglichen (s. Tab.22), der Punkt Ly2 jedoch nicht (s. Abb.4). Bleibt bei der darauffolgenden Messung des Punktes Ly2 dessen Messwert noch immer normabweichend, so spricht dies für eine odontogene Symptomatik. Ist sein Wert dagegen ebenfalls ausgeglichen, spricht dies eher für ein anderweitiges Kopfherdgeschehen. In unklaren Situationen bleibt daher die Möglichkeit, zuerst die synonym für Ly1.2 und Ly3 stehenden Bereiche zu therapieren und abzuklären, ob damit Ly2 ebenfalls ausheilt.

Sollte ein odontogenes Herdgeschehen vorliegen, ist anschließend abzuklären, in welchem Kiefer es sich befindet. Auch hierzu werden wieder Organpräparate eingesetzt, Messpunkt ist *Ly2*. Bringt das Organpräparat *mandibula feti* Ausgleich, liegt das Problem im *Unterkiefer*, bei Ausgleich durch *maxilla feti* im *Oberkiefer*. Zur abklärenden Feindifferenzierung wird anschließend *medulla ossium* zum Nachweis von Herden im Knochenmark eingesetzt. Eine

Verschlechterung der Werte im jeweiligen Kiefer schließt seine Beteiligung aus bzw. definiert seine Wertigkeit, falls beide Kiefer betroffen sind.

Die Abblockung ermöglicht stabile und reproduzierbare Werte (s. Abb.4).

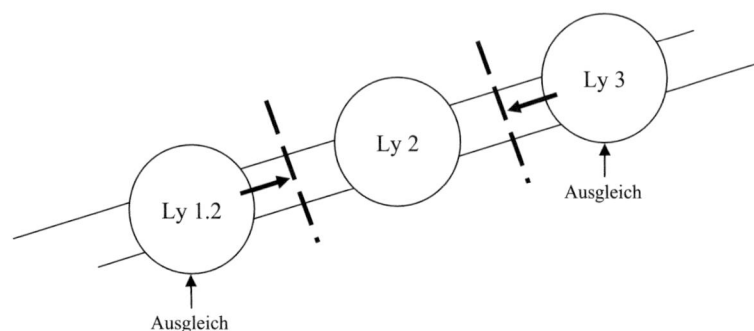

Abbildung 4

Zur Abblockung der Lymphgefäßmesspunkte Ly1.2 und Ly3 empfehlen *K. Beisch*, *H. Huf* die sich aus deren Zuordnung ergebenden Organpräparate (S: Tab.22).

Zur Abblockung geeignete Organpräparate (K. Beisch, H. Huf)	
Messpunkt Ly 1.2	**Messpunkt Ly 3**
tonsilla palatina	membrana sinus sphenoidalis
tons. pal. dextra	membrana sinus maxillaris
tons. pal. sinistra	membrana sinus frontalis
tonsilla pharyngea	cellulae ethmoidales
tonsilla tubaria	sinus cavernosus
tonsilla lingualis	
folliculi laryngei	

Tab. 22

4.3.2 Herdtestung

4.3.2.1 Stromreiz

Zur genauen Identifizierung der pathologischen Qualität des odontogenen Herdgeschehens sind *Stromreize* nach *J. Thomsen* und *F. Kramer* am jeweils verdächtigen Zahn bzw. Zahnfach erforderlich. Sie dürfen jedoch erst nach exaktem Ausgleich auf den Normwert 50 vorgenommen werden (*Abblockung*, S.48 - 50). Es wird sodann je Wurzelspitze ein Stromreiz vorgenommen, etwa dort, wo sich ihr Apex befindet. Somit sind an 3-wurzeligen Zähnen 3 Stromreize erforderlich, 2 bukkal, 1 palatinal. Bei 1-wurzeligen Zähnen gibt man 2 Stromreize, je 1 bukkal bzw. palatinal. Im zahnlosen Kieferabschnitt werden in der vermuteten Region 1-2 Stromreize verabreicht.

Nach erfolgtem Stromreiz sollte der Messpunkt *Ly2* primär *homolateral* gemessen werden (s. Tab.2 S. 15).

Bleibt nach einem Stromreiz der Wert an Ly2 niedrig, bei 50 – 60 Skalenteilen ohne ZA (Zeigerabfall) auf dem Messgerät, liegt keine odontogene Belastung vor. Ist der Wert dagegen erhöht mit evtl. ZA, besteht am betreffenden Zahn bzw. Zahnfach eine odontogene Belastung. Die Klassifizierung eines Herdes kann erst nach konstatierter Fernwirkung getroffen werden. Als Reizstrom ist die Frequenzeinstellung auf 10 Hz, die Intensität auf 25-30 Vs festzulegen.

Im Stromreiztest bestehen mittlerweile zwei mögliche Varianten, der *herkömmliche* Zahnreiz nach *J. Thomsen* (s. Abb.5) und der *modifizierte* Zahnreiz nach *H. R. Hommel* (s. Abb.6).

Grundsätzlich ist zu beachten, dass Stromreize das Regulationsverhalten beeinflussen und deshalb in einer Sitzung nicht zuviel Stromreize gegeben werden sollten. Ausschluss für Reizströme sind Zustand nach Herzinfarkt, vorhandener Schrittmacher, Herzerkrankungen generell, sowie labiler Blutdruck.

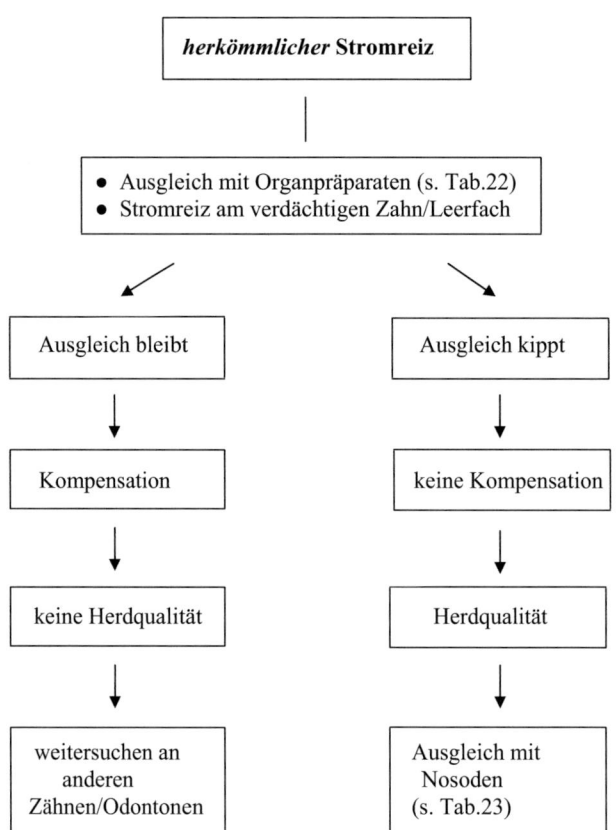

Abbildung 5

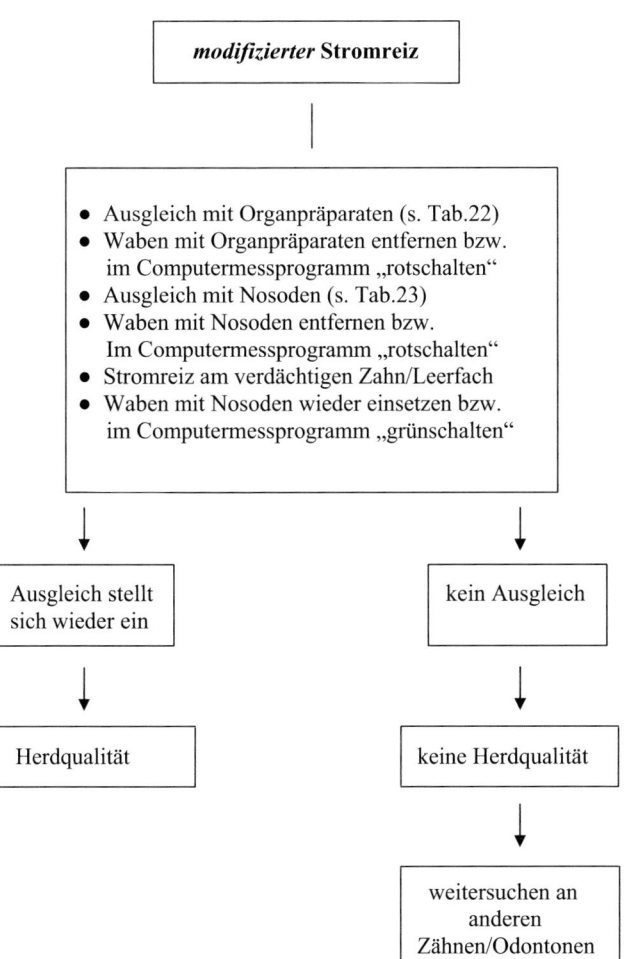

Abbildung 6

4.3.2.2 Ätiologie

Die pathologische Charakteristik ergibt sich aus den eingetesteten spezifischen odontogenen und bakteriellen Nosoden, die Stärke der Belastung aus der Anzahl und Potenz dieser eingemessenen Ampullen. Je niedriger die Potenz und je höher deren erforderliche Anzahl zum Ausgleich, desto deutlicher die Indikation zur chirurgischen Intervention. Ab 4 Ampullen der D3 derselben Nosode sind chirurgische Maßnahmen erforderlich. Auch hier wird wieder am Messpunkt Ly 2 gemessen.

Die zur Testung erforderlichen Mittel stehen als Ampullen bzw. im computerisierten Testprogramm zur Verfügung (s. Tab.23).

Oft lässt sich die Anzahl der Nosoden durch den Ausgleich des dem Zahn oder Leerfach zugeordneten Subsystems reduzieren und somit die Hoffnung auf Ausheilung des Herdes unter medikamentöser Therapie erhöhen. Dieser Effekt ist erfahrungsgemäß jedoch zumindest bei dentes in situ zeitlich limitiert in Relation zur Regulationskapazität und zudem abhängig von ihrer vorhergehenden zahnärztlichen Karriere.

Generell lässt sich jedoch der Testaufwand durch gezieltes taktisches Procedere manchmal eingrenzen, so sollte bei *wurzelgefüllten Zähnen* immer mit der Nosode *gangränöse Pulpa* eingestiegen werden, die restlichen Nosoden folgen erst, falls diese nicht „greift".

Bei *beherdeter Leerstrecke* lassen sich operative Eingriffe gelegentlich vermeiden, es besteht der Vorteil, dass das ursprünglich auslösende Agens nicht mehr vorliegt. Hierzu wird nach länger zurückliegender Extraktion zuerst die Nosode *fettige Kieferostitis* eingemessen, anschließend die Organpräparate des entsprechenden Subsystems, sowie *Reticuloendotheliales System* und *Lymphocyten*, und passende Homöopathika. Die sich hieraus ergebende Therapie sollte 8-12 Wochen laufen. Bestehen im Nachtest Werteverbesserungen, sind diese als Zeichen der Ausheilung zu interpretieren.

Testampullen für die EAV-Diagnostik odontogener Herd		
Organpräparate	**(zä) Nosoden**	
Medulla ossium	Z	11 Kieferostitis
Mandibula feti	Z	26 Zahnsäckchen
Maxilla feti	Z	30 exsudative Ostitis
Periosteum	Z	32 sklerosierende Ostitis
Alveoli dent.	Z	35 Osteosklerose des Kiefers
	Z	37 akute bakt. Kieferostitis
	Z	38 chron. bakt. Kieferostitis
	Z	46 fettige Ostitis
	Z	47 destr. Granulationsgewebe
	A	8 Osteomyelitis
	H	10 Osteosinusitis maxillaris
	Bakterielle Nosoden	
	A	4 Staphylococcinum
	A	5 Streptococcinum
	A	17 Staphylococcus koag. pos.
	A	26 Staphylococcus aureus
	A	28 Staphylo-Streptococcinum
	A	29 Streptococcus viridans
	A	30 Streptococcus haemolyticus
	A	34 Bacteroides
	A	35 Peptostreptoc anaerobius
	A	49 Corynebacterium anaerobius

Tab. 23

Grundsätzlich darf die Sanierung eines Herdes erst nach *Abkoppelung* seiner Fernwirkung erfolgen. Der Aufwand kann je nach individueller Krankengeschichte erheblich sein, da die Belastungen ein umfangreiches Spektrum erfassen können, von Erbnosoden über Kinderkrankheiten und Impfungen, geopathische, chemotoxische Regulationsstörungen, Einflüsse von Haustieren, Parasiten, Mykosen und vieles andere mehr, ohne annähernden Anspruch auf Vollzähligkeit, entsprechend der Auffassung, dass **odontogene Herde** nicht ursächlich für chronische Krankheiten verantwortlich **sind**, sondern nur **Bestandteil individuell unterschiedlicher Gewichtung in einem plurikausalen Geschehen** in saurem Milieu.

Zur näheren Identifizierung odontogener Herdbelastungen sind Messpunkte im Lymphgefäß und an den Kiefermesspunkten vorgesehen (s. Tab.24).

Messpunkte zur Verifizierung odontogener Herde		
Lymphgefäß	1., 1.2., 1a., 2., 3.	
Kiefermesspunkte	Magenmeridian	7., 8.
	Gouverneurgefäß	25.
	Conceptionsgefäß	24.
(Milzmeridian)	(1.)	
Für den Individualfall sich aus dem Beschwerdebild ergebende relevante Messpunkte des entspr. Subsystems.		

Tab. 24

4.3.2.3 Therapie

Ziel der Herdtherapie, ist die Beseitigung der durch odontogene Störeinflüsse induzierten Regulationshindernisse innerhalb eines meistens multikausalen Geschehens unterschiedlicher Stellenwerte. Ein wesentlicher Bestandteil der Herdtherapie dient daher der Reduzierung der gesamttoxischen Belastung. Der Umfang der hierfür erforderlichen Maßnahmen kann entsprechend der systemischen Beziehungen erheblich sein und lässt sich nicht immer auf das stomatognathe Gebiet reduzieren.

Eine besondere Rolle spielen daher die Stimmigkeiten zwischen medikamentösen und, falls erforderlich, kieferchirurgischen Maßnahmen in der *Abkopplung der Fernwirkung* des odontogenen Herdes auf sein ihm zugehöriges Subsystem.

Die Beachtung des *Timings* kann daher für den Therapieerfolg maßgeblich sein. Deshalb können für die *geplante* chirurgische Therapie eines odontogenen Herdes wenigstens zwei medikamentöse Begleittherapien erforderlich werden. Die 1. dient der Abkopplung der Fernwirkung, die 2. der Abschirmung, hier sollte erfahrungsgemäß zwischen der 2. und 6. Medikamentengabe der kieferchirurgische Eingriff erfolgen, zu diesem Zeitpunkt besteht optimaler Schutz.

Jede Medikamentenkur sollte zur schonenden und nachhaltigen Therapie nach der „Drittel-Regel" zusammengestellt werden, aus *1/3 Nosoden* zur Ausheilung, *1/3 Organpräparate* als Leitschiene, und *1/3 Homöopathie* zur Steuerung der Drainage.

H. Huf empfiehlt zusätzlich am Tag des chirurgischen Eingriffs und am Folgetag *Traumeel*-Injektionen in die Umschlagfalte des Op-Gebietes und die einwöchige Einnahme von *bellis perennis D6* zur Vermeidung eines Hämatoms.

Hilfreich ist zudem bei der Operationsplanung ein circamensuelles Timing in Abstimmung mit der abnehmenden Mondphase. In der direkten Nachsorge besteht die Option des unmittelbar an die Operation anschließende Invertieren des vom Chirurgen entfernten pathologischen Materials mit Bioresonanz, zur zusätzlichen Informationslöschung im Gewebe. Zur Unterstützung der Wundheilung hilft als unmittelbare Reaktion auf die erfolgte Wundsetzung die Übermittlung unspezifischer homöopathischer Komplexmittel zur Schmerzlinderung und zur Modulation von Blutung, ebenfalls über Bioresonanz. Weitere Maßnahmen stehen nicht im Zusammenhang mit der EAV.

Besteht eine *akute* Situation, kann sofort chirurgisch interveniert werden, pathogene Energie geht von innen nach außen, bringt also auf jeden Fall Entlastung. Die Nachsorge bleibt unverändert, die EAV-gestützte medikamentöse Therapie ist in diesem Fall „nachzureichen".

4.3.2.4 Narben

Narben können je nach ihrer Position, Gewebetiefe, Ausdehnung, Verlauf und struktureller Beschaffenheit den Energiefluss erheblich beeinträchtigen. Nach *J. Thomsen* hängt es von ihrer Lage, Ausdehnung und letztlich auch Anzahl ab, inwieweit sie einer Herd- oder Störfaktorcharakteristik entsprechen, also nur das jeweils zugeordnete Leitbahnpaar oder mehrere ubiquitär belasten (s. Tab 2). Operationsnarben über dem Alveolarkamm haben keine Herdwirkung, da die Energiebahnen von der bukkalen und palatinalen bzw. lingualen Seite des Kiefers kommen.

Mögliche narbeninduzierten Störungen können zudem mit anderen Kopfherdgeschehen vergesellschaftet sein, in diesem Fall lässt sich kein Ausgleich mit den für die Narbentestung vorgesehenen üblichen Medikamenten herstellen.

Das Vorgehen bei der Diagnostik von *Narben in der Mundhöhle* entspricht dem odontogener Herde (s. Tab.24), hinzukommen systemisch relevante Messpunkte (s. Tab. 25). Stromreiztests können weitere Differenzierungen bringen. Bei langen Narben ist alle 3mm ein Stromreiz zu setzen. Zeigen sich nach Ausgleich mit narbenlösenden Medikamenten und Stromreiz erneut hohe und evtl. instabile Werte, ist dies als Hinweis auf *Fernstörung* zu werten.

Messpunkte zum Nachweis von tonsillogenen, sinusidalen, odontogenen Narben	
Lymphgefäß	1., 1a., 2., 3.
Dreifach-Erwärmer	1.
Haut	1a.
Für den Individualfall sich aus dem Beschwerdebild ergebende relevante Messpunkte des entspr. Subsystems.	

Tab. 25

Zur *Narbentherapie* werden in Sonderfällen Nosoden, ansonsten Organpräparate, isopathische und homöopathische Medikamente eingesetzt (s. Tab.26).

Medikamente zur Narbentherapie			
Homöopathische Medikamente		**Isopathische Medikamente**	
HM	18 Abrotanum	S	8 Hyaluronidase
HM	154 Acidum fluoricum	P	33 Thiosinamin
HM	87 Acidum nitricum	Z	47 Nos. destr. Granulationsgewebe
HM	227 Acidum sulfuricum	**Organpräparate**	
HM	90 Antimonium crudum		
HM	16 Argentum nitricum		Bindegewebe
HM	49 Arsenicum album		Cutis feti
HM	94 Bryonia		Gingiva
HM	162 Calcium fluoratum		Periosteum
HM	9 Calcium phosporicum		
HM	310 Calcium silicium	**Nosoden in Sonderfällen**	
HM	163 Calcium sulfuricum		
HM	12 Causticum	A	4 Staphylococcinum
HM	61 Graphites	A	5 Streptococcinum
HM	2 Hepar sulfuris	A	24 Erysipel
HM	62 Hypericum	DA	1 Herpes zoster
HM	257 Ledum	DA	32 Herpes simplex
HM	65 Lycopodium	DA	4 Tetanus
HM	242 Mezereum	E	3 Tuberculinum
HM	22 Phytolacca	F	1 Diphterinum
HM	221 Ruta		
HM	116 Sanguinaria	***Virus-Nosoden***	
HM	4 Silicea	*(vgl. Verzeichnis Fa. Staufen-Pharma)*	
HM	1 Sulfur		
HM	198 Symphytum	***Grippe-Nosoden***	
HM	8 Stannum metallicum	*(vgl. Verzeichnis Fa. Staufen-Pharma)*	
HM	19 Thuja		

Tab. 26

4.3.2.5 Implantate

Implantate können sowohl als übergeordnete Belastung durch ihren Werkstoff als auch durch periimplantäre strukturelle Knochenveränderungen, sowie durch energetische Beeinträchtigungen stören (s. Tab.8). Generell erfüllt Titan schon lange nicht mehr die ursprünglich deklarierte biologische Unbedenklichkeit, die Unverträglichkeiten nehmen zu; nicht zuletzt durch die Anreicherungen in Kosmetika, Medikamenten, Beschichtungen von Haushaltsgegenständen usw. werden immunologische Prozesse provoziert. Nach Titanimplantationen mehren sich Reizungen in Lymphsystem und lymphatischen Geweben im Kopfbereich. In Weichgewebe-Organen lassen sich Metallosen stofflich nachweisen, Titanoxyde auf Implantatoberflächen setzen freie Radikale frei, es lassen sich zunehmend Beschädigungen der DNA nachgewiesen werden u.v.a.m.

Durch Testpräparate lassen sich in der Zusammenstellung nach *J. Thomsen* Einflüsse auf das Regulationsverhalten des Organismus auf inkorporierte Titan-Implantate ermitteln (s. Tab.27).

Testampullen für die EAV-Diagnostik von Belastung durch Implantant-Materialien	
Implantatmaterial	**Testpräparat**
Tantal	Tantalum metallicum
Titan	Titanium metallicum
Edelstahl	ZW 22 Chrom-Kobalt-Molybdän-Legierung
Aluminiumoxid	HM 89 Alumina
Tricalciumphosphat (TCP)	Sdf. tri-Calciumphosphat
Aluminium-Oxid-Keramik	Sdf. Zahnimplantat
(Goldlegierungen)	ZW 19 Zahngold
	HM 50 Aurum metallicum
	HM 48 Argentum metallicum
	HM 115 Palladium metallicum
	HM 69 Platinum metallicum)

Tab. 27

Auf der Suche nach einer Alternative zu Titan wurden in den 1970er Jahren Implantate aus Aluminiumoxidkeramik entwickelt („Tübinger Sofortimplantat"). In der Praxis kam es jedoch aufgrund der relativ glatten Oberfläche bei fehlenden retentiven Strukturen und zudem unter Belastung geringer Biegefähigkeit zu häufigen Verlusten. Außerdem war durch die gute Osseointegration die Entfernung frakturierter Implantate häufig mit erheblichen knöchernen Defekten verbunden. Von den hieraus gewonnenen Erfahrungen und den sich daran anschließenden Studien profitieren in neuerer Zeit Implantate aus 100% reinem

Zirkoniumoxid (ZrO2). Im Gegensatz zu Zirkonoxid, einem Schwermineral mit natürlicher Radioaktivität, wird für den medizinischen Bedarf nur gereinigtes Zirkoniumoxid verwendet. Nach Herstellerangaben soll reines Zirkoniumoxid gegenüber Titan eine höhere Biokompatibilität sowie eine bessere Osseo- und Weichgewebeintegration haben und das Weichgewebsmanagement sowie dessen Erhaltung optimieren. Je nach ZrO2-Werkstoff wird unter PSZ (teilstabilisiertes Zirkoniumoxid), VSZ (vollstabilisiertes Zirkoniumoxid) und TZP (tetragonal poykristallines Zirkoniumoxyd) unterschieden.

Da immer mehr Patienten metallfreie Implantate wünschen, gewinnen mittlerweile Zirkoniumoxidimplantate zunehmend an Marktanteil.

Ampullen zur EAV-Testung von Zirkoniumoxidimplantaten gibt es nicht; für Verträglichkeitstests eignen sich native Produkte.

Für den Nachweis möglicher Radioaktivität lassen sich die Präparate aqua rem und gegebenenfalls aqua pluvia einsetzen.

4.3.2.6 Virale Infekte

Virale Besiedlungen äußern sich im Messverhalten; akute Infekte bedingen hierbei hohe Messwerte und Zeigerschnellen, während virale Altlasten sich degenerativ belastend darstellen. Somit ist es erforderlich, frühzeitig abzuklären, ob sich hinter einer Messwertcharakteristik des Messpunktes Ly2 (Lymphabfluss Ober-/Unterkiefer) Variationen odontogener Herde und weiterer bakterieller Kopfherde, zahnärztliche Werkstoffbelastungen oder übergeordnete Virusbelastungen verbergen. Es kann daher nicht ausreichen, sich auf das Minimum der zur Herdtestung erforderlichen Punktauswahl zu beschränken, sondern der Messaufwand muss entsprechend dem jeweiligen Verteilungsmuster der viralen Belastungen auf spezifische Organe, sowie das Nervendegenerations- und Organdegenerationsgefäß zusätzlich erweitert werden.

Je nach ihrer Art, Akutizität und Virulenz können Virusbelastungen individuell unterschiedlich prioritäre Bedeutung haben. Dementsprechend sind sie gegebenenfalls vorrangig zu therapieren, sodann folgen weitere übergeordnete Störfaktoren (s. Tab3.) und schließlich die Kopfherde.

Das Spektrum möglicher übergeordneter Belastungen lässt sich individualspezifisch erweitern um z.B. Mykosen, geopathische, Umwelt-, parasitäre Belastungen etc. Die hierfür einzusetzenden Testampullen sind umfangreich und deshalb den entsprechenden Verzeichnissen der Fa. *Staufen-Pharma* zu entnehmen.

Auch hier muss dringend auf ein für alle EAV-betreibenden Ärzte verbindliches strategisches Vorgehen aus bereits wiederholt genannten Gründen bestanden werden. In der Transparenz eines möglichst einheitlichen Vorgehens liegt ein Schlüssel zur Akzeptanz des Verfahrens.

4.4 Kiefergelenke

Kiefergelenke und Kauebene befinden sich in unmittelbaren Wechselwirkungsbeziehungen. Störungen der Kiefergelenke können durch Fehlbildungen der Wirbelsäule angeboren sein wie z.b. das Klippel-Feil Syndrom, sie können durch traumatische Geburtsvorgänge erworben werden wie z.b. der Schiefhals, oder auch durch zervikale Dystonie. Hiervon unabhängig können Störungen der Okklusionsebene unfallbedingt sein, durch tiefgreifende parodontale Erkrankungen entstehen oder sind iatrogen, wie z.B. durch kieferorthopädische Behandlung ohne Berücksichtigung der individuellen Gesamtstatik, durch Vernachlässigung der okklusalen Bedingungen beim Anfertigen von Zahnersatz, Veränderungen von Kauebene und Kauverhalten durch Zahnentfernungen ohne anschließenden Zahnersatz.

Das Kiefergelenk ist das meist benutzte Gelenk des Körpers, es ist vor allem bei der Nahrungszunahme, -Aufbereitung, Schlucken und jeder Form der Kommunikation im Einsatz.

Mehr als 80% der Menschheit haben okklusale Disharmonien, allerdings ohne diesem Bereich direkt zuzuordnende Beschwerden.

Indem die Kiefergelenke anatomisch zwar den peripheren Gelenken zugeordnet werden, funktionell jedoch den Kopfgelenken, können ihre Dysfunktionen den gesamten Bewegungsapparat betreffen und hierüber wiederum den verschiedenen Wirbelbereichen synergetisch zugeordnete Organe. Dies wirkt sich auch auf die Teststrategie zum Nachweis von Kiefergelenksfunktionsstörungen aus.

Anatomisch haben die Gelenkflächen des Kiefergelenks miteinander keinen direkten Kontakt, sondern werden von einer Faserknorpelscheibe (discus articularis) in eine *obere* (spatium articulare superior) und eine *untere* Kammer (spatium articulare inferior) unterteilt.

Gemäß der Meridianlehre der Akupunktur ist die *obere* Kiefergelenkskammer Bestandteil des Endokrinen Meridians (Dreierwärmer) und somit des hormonellen Systems, die *untere* des Magenmeridians; diesem ist als energetischer Partner der Milz-Pankreas zugeordnet, weshalb sich Störungen im Magenmeridian auch auf das Immunsystem auswirken können. Zudem gehört der Magen zum mittleren Dreierwärmer, worüber die untere Kiefergelenkskammer ebenfalls einen hormonellen Bezug hat. Entsprechend verteilt sind die Messpunkte zum Nachweis kiefergelenkinduzierter Störungen (s. Tab.28).

Messpunkte zum Nachweis von Kiefergelenksfunktionsstörungen bzw. deren Auswirkungen	
Lymphgefäß	2.
Nervendegeneration	1a., 1c.
Dreierwärmer	23.
Magenmeridian	2., 44c.
Gelenkdegeneration	3
vegetative Messpunkte des entsprechenden Subsystems in Relevanz zu den im Individualfall bestehenden Beschwerden.	

Tab. 28

Die Diagnose einer möglichen Kiefergelenksfunktionsstörung lässt sich zusätzlich empirisch bestätigen, indem der Patient nach erfolgter Übersichtsmessung (s. Tab.28) links und rechts im Seitenzahngebiet auf 2 zahnärztliche Watterollen beißt. Durch den Biss auf die Watterollen wird die Kompression auf die Lymphgefäße der Synovialhaut der Kiefergelenkkapseln vermindert; wenn eine Kiefergelenksfehlfunktion vorliegt, muss die anschließende Kontrollmessung an Ly2 (Lymphabfluss Ober-/Unterkiefer) eine Wertverbesserung bringen.

Eine zusätzliche Feinabstimmung ist möglich, wenn in der Folge anstelle der Watterollen Holz-Mundspatel auf die Unterkiefer-Seitenzahnreihen gelegt werden. Da die Dicke der Mundspatel genormt 2mm beträgt, lässt sich somit anhand der Anzahl der zur Messwertverbesserung gegebenenfalls erforderlichen Spatel eine okklusale Entlastung annähernd definieren.

Die Therapie von Kiefergelenksstörungen sollte immer interdisziplinär erfolgen, in der Zusammenarbeit von Orthopäden, Zahnärzten und Physiotherapeuten bzw. Osteopathen. Die EAV kann hier mit individuell passend ausgetesteten medikamentösen Begleittherapien unterstützend helfen (s. Tab.29).

Organpräparate zur Begleittherapie bei Kiefergelenksfunktionsstörungen
WO 1134 Articulatio temporomandibularis
WO 1137 Atlas
WO 1140 Axis
WO 1564 Membrana synovialis
TR   307 Cartilago articularis
HES   4 Cartilago suis
H9   2 Arteria suis
HE2 226 Discus comp.
WN 3920 Cartilago comp.

Tab. 29

5. Fazit

Die traditionellen, nach zellularpathologischen Prinzipien auf morphologischer Ebene reduzierten Interpretationen pathologischen Geschehens beschränken sich auf und durch ihre monokausale Linearität. Dies ist zur Ätiologie von Krankheitsbildern jedoch nicht ausreichend.

Eine den modernen physikalischen Erkenntnissen entsprechend erweiterte Betrachtungsweise des Verhaltens biologischer Systeme des Organismus dürfte sich daher nicht nur auf die bisher gültigen Aspekte der Krankheitslehre auswirken, sondern auch das Verständnis der Ursachen chronischer und chronifizierender Erkrankungen erweitern. Dies bedingt die Anerkennung eines Ordnungsprinzips nach ganzheitlichen Richtlinien.

Mit der damit verbundenen Akzeptanz autonomer Erkennungs- und Korrekturmechanismen und dem damit verbundenen Modell des Regelkreisprinzips bekommt der elektromagnetische Informationstransfer als nichtstrukturgebundener Zugang zu Diagnose und Therapie maßgebliche Bedeutung.

Mit der Vorstellung von sich gegenseitig, wie olympische Ringe ineinander übergreifend, beeinflussenden Regelkreisen, sollte auch das Kopfherdgeschehen seine bislang in der Allgemeinmedizin für die Gesamtgesundheit isolierte Stellung verlieren mit der Erkenntnis, dass es in dem plurikausalen Synergismus, der zu Verfälschungen und Blockaden bis zum Zusammenbruch der autonomen Steuerungsmechanismen führt und somit die Gesamtpathogenese chronischer Erkrankungen verursacht, keine fixierte Prioritätenregelung der einzelnen Faktoren gibt. Der grundsätzlich dynamische Verlauf eines Krankheitsgeschehens macht eine für jeden Einzelfall zu eruierende Wertigkeit der einzelnen Belastungsfaktoren erforderlich, gemäß dem Postulat, dass der Mensch nicht nur aus der Summe seiner Teile besteht, sondern auch das Ergebnis seiner Wechselwirkungen sein kann.

Die Bedeutung von Kopfherden besetzt ein zentrales, pathologisch prägendes Gebiet, unterschiedlicher Priorität.

Deshalb sollten Herderkrankungen nicht nur Zahn- und Hals-Nasen-Ohrenärzten überlassen werden, sondern von der gesamten Medizin in den Bereich ernstzunehmender gesundheitsstörender Faktoren aktiv miteinbezogen werden.

6. Literatur

Aguilar F., Charrondiere, U.R., Dusemund, B., Galtier,P., Gilbert, J., Gott, D.M., Grilli, S., Guertler, R., Kass, G.E.N., Koenig, J., Lambré, C., Larsen, J-C., Leblanc J-C., Mortensen, A., Parent-Massin, D., Pratt, I., Rietjens, I.M.C.M., Stankovic, I., Tobback, P., Verguieva, T., Woutersen, R.: Wissenschaftliches Gutachten: L-Selenmethionin als Selenquelle, die aus ernährungsphysiologischen Gründen Nahrungsergänzungsmitteln zugesetzt wird. Wissenschaftliches Gutachten des Gremiums für Lebensmittelzusatzstoffe und Nährstoffquellen, die Lebensmitteln zugefügt werden (ANS) (Frage Nr. EFSA-Q-2005-103, EFSA-Q-2006-195, EFSA-Q-2006-196, EFSA-Q-2006-304) Angenommen am 14. Mai 2009

Axmann, D., Gomez-Roman, G., Schulte, W., Weber, H.: Die Sofortimplantation in Tübingen - Eine Übersicht nach mehr als 30 Jahren. In: QZ-Quintessenz Zahntechnik S.586-594. Schwerpunktthema 30 Jahre ADT. Ausgabe 5, 2009. ISSN: 0340-4641

Cutler, A., H.: Amalgam Illness: diagnosis and treatment What you can do to get better. How your doctor can help. BoD. ISBN 0-9676168-0-8

Daunderer M.: Amalgam – Patienteninformation. Ecomed Medizin, 2000. ISBN 3-6096-3496-0

http://www.dgzmk.de/patienten/patienteninformationen/metalle-im-munde.html (abgenommen 2014-07-10)

EAV-Standards und Merkmale der Internationalen Medizinischen Gesellschaft für Elektroakupunktur nach Voll e.V. erstellt vom Vorstand im November 1996

Glaser, M, Türk, R.: Herdgeschehen Diagnostik und Therapie. Verlag für Medizin Dr. Ewald Fischer, Heidelberg, 1982 ISBN 3-8846-3023-7

Gosau, H.D.: Herderkrankungen – verkannte Ursachen vieler Leiden. Biol.Zahnmed. (BZM) 15, 1/1999, ISSN1431-5602

Hanzl, G.S.: Das neue medizinische Paradigma – Theorie und Praxis eines erweiterten wissenschaftlichen Konzepts. Karl F. Haug Verlag, Heidelberg, 1995. ISBN 3-7760-1487-3

Hommel, H. R.: Im Fokus: Elektroakupunktur nach Voll (EAV) – komplementäre Medizintechnik im Dienst der Integration zum konventionellen Stand medizinischer Befunderhebung und Therapie. 2005. Bibliothek inter-uni.net for integrated health sciences

Hommel, H., R.: Kiefergelenksfunktionsstörungen – ein Beispiel für den Umgang mit chronischen Erkrankungen aus biopsychosozialer Sicht. 1. Aufl. 2011. GRIN Verlag ISBN 978-3-640-93125-5

https://www.allum.de/krankheiten/diagnoseverfahren/lymphozytentransformationstest (abgenommen 2014-07-09)

http://www.nipera.org/~/media/Files/HealthEnvironmentSafeUse/AdvisoryNotes/DE/AdvisoryNotesPiercingA4German14.ashx (abgenommen 2014-07-10)

Huf, H.: Die Wertigkeit des odontogenen Herdes. RegulationsMedizin 4, Heft 4 (1999), ML Verlag Uelzen.

Klinghardt, D.: Protokoll zur Ausscheidung von Neurotoxinen. 2003 INK Stuttgart, Schriftenreihe des Instituts für Neurobiologie – 05/03

Kramer, F.: Der Zahnherd als Heilhindernis. Dtsch.Zschr.f.Biol.Zahnmed. 2 15, (1999), ISSN 0178-7276

Kramer, F.: Bekannte und neue Erkenntnisse zum Thema Wechselbeziehungen zwischen bestimmten Zahn-Kieferstrecken und dem übrigen Organismus. Dtsch.Zschr.f.Biol.Zahnmed. 10,3 (1994) ISSN 0178-7276

Kramer, F.: Kritik der Mundstrommessung. Dtsch.Zschr.f.Biol.Zahnmed.9,2 (1993), ISSN 0178-7276

KZBV Jahrbuch 2000/2003, Statistische Basisdaten zur vertragszahnärztlichen Versorgung, Kassenärztliche Bundesvereinigung. 2003, Köln

http://www.kzbv.de/statistische-basisdaten.768.de.html (abgenommen 2014-07-19)

Lukas, D.: Elektrische Strommessungen und Erkrankungen der menschlichen Mundschleimhaut. Deutsche Zahnärztliche Zeitschrift 36 (1981) ISSN 0012-1029

Müller, W.: Titan. In: Zahnärztliche Werkstoffe-Störfaktoren oder heilsames Agens. In: Regulationsmedizin in Theorie und Praxis –Ein Lehrbuch zur elektronischen Systemdiagnostik für Einsteiger und Fortgeschrittene Bd1. 2006, ML Verlag Uelzen ISBN 3-88136-240-1

Mutter, J.: Amalgam - Risiko für die Menschheit: Quecksilbervergiftungen richtig ausleiten. 8. Aufl. 2013. Natura viva, ISBN-13: 978-3898815222

Pischinger, A.: Das System der Grundregulation – Grundlagen für eine ganzheitsbiologische Theorie der Medizin. 8. erw. Auflage 1990. Karl F.Haug Verlag, Heidelberg, ISBN 3-7760-1183-1

Pjetursson BE, Tan K, Lang NP, Brägger U, Egger M, Zwahlen M: A systematic review of the survival and complication rates of fixed partial dentures (FPDs) after an observation period of at least 5 years IV. Implant supported FPDs. Clin Oral Impl Res 15, 625-642 (2004)

Reichl, F.-X., Mohr, K., Hein, L., Hickel, R.: Taschenatlas der Pharmakologie und Toxikologie für Zahnmediziner. 1. Aufl. 2007 Thieme, Stuttgart. ISBN 978-3-13-142571-3

Ruf, I.: Atlas der Elektroakupunktur nach Voll. 2. überarbeitete Aufl. 1988. ML Verlag Uelzen, ISBN 3-88136-112-X

Skorianz, K.: Systemdiagnostik in der Zahnmedizin. Diplomarbeit Matrikelnr.0110548. 2010. Med. Univ. Graz

Schmalz, G.: Internationales Abkommen zu Amalgam. zm 104, Nr.6A, 16.03.2014 ISSN 0341-8995

Stacher, A., Bergsmann, O.: Grundlagen für eine integrative Ganzheitsmedizin: Ausgewählte Beiträge aus dem Postgraduate Lehrgang über Ganzheitsmedizin 1993. Facultas, ISBN 3-8507-6330-7
http://www.straumann.ch/content/dam/internet/straumann_ch/resources/guidemanual/handling-instructions/de/151.750_low.pdf (abgenommen 2014-07-16)

Thomsen, J.: EAV – Odontogene Herde und Störfaktoren. Diagnostik und Therapie mittels Elektroakupunktur nach Voll (EAV). 2. Auflage 1985. ML Verlag Uelzen. ISBN 3-88136-109-X

Volkmer, D.: Herd, Focus, Störfeld: Beiträge zu einem brennenden Thema 1. Aufl. 2005. BOD ISBN 3-8334-2695-0

Voll, R.: Interpretation der Akupunktur-Regeln des Energieausgleiches. 5. Auflage 1988. ML Verlag Uelzen ISBN 3-88136-061-1

Voll, R.: Topographische Lage der Messpunkte der Elektroakupunktur, Textbd.I, 1976 ML Verlag Uelzen ISBN 3-8813-6037-9

Voll, R.: Topographische Lage der Messpunkte der Elektroakupunktur, Supplementbd. I. 1978, ML Verlag Uelzen ISBN 3-8813-6057-3

Voll, R.: Topographische Lage der Messpunkte der Elektroakupunktur, Bildband I, 1980 ML Verlag Uelzen ISBN 3-8813-6076-X

Voll, R.: Topographische Lage der Messpunkte der Elektroakupunktur, Bildband II, 1977 ML Verlag Uelzen ISBN 3-8813-6048-4

Zetkin/Schaldach: Wörterbuch Medizin Zahnheilkunde Grenzgebiete. 7. völlig neubearb. u. erw. Auflage 1985. Thieme Verlag. ISBN 3-13-382107-5 u. 3-13-382207-1